Michael Preibsch
Helmut Reichardt

SCHON-GYMNASTIK

Michael Preibsch
Helmut Reichardt

SCHON-GYMNASTIK

Beweglichkeit +
Leistungsfähigkeit
=
Wohlbefinden

Dritte Auflage

BLV

CIP-Titelaufnahme der Deutschen Bibliothek

Schongymnastik:
Beweglichkeit + Leistungsfähigkeit
= Wohlbefinden /
Michael Preibsch; Helmut Reichardt.
[Alle Fotos: Sigi Reichardt]. – 3. Aufl. –
München; Wien; Zürich: BLV, 1991
ISBN 3-405-13645-8

NE: Preibsch, Michael; Reichardt, Helmut;
Reichardt, Sigi

Demonstration der Übungen
Guti Probst
Frank Hudec

Bildnachweis
Alle Fotos: Sigi Reichardt
Titelfoto: Sigi Reichardt
Layout: Verlagsservice Karl Schaumann

BLV Verlagsgesellschaft mbH
München Wien Zürich
8000 München 40

Satz: Filmsatz Schröter GmbH, München
Druck und Bindung: Ludwig Auer GmbH,
Donauwörth

Printed in Germany · ISBN 3-405-13645-8

Michael Preibsch, geb. 1958 in Nürnberg. Seit 1982 Krankengymnast mit der Spezialisierung auf Traumatologie und Sportmedizin. Sportphysiotherapeut des Deutschen Sportbundes und Leiter einer Rehabilitationspraxis zur Nachbehandlung Sport- und Unfallverletzter in Weinheim. Lehrtherapeut der Arbeitsgemeinschaft Sportmedizin im Zentralverband der Krankengymnasten.

Helmut Reichardt, geb. 1953 in Augsburg. Nach dem Abitur bis 1977 Studium an der TH Darmstadt (Lehramt am Gymnasium). Nach der Ausbildung zum Krankengymnasten Wiederaufnahme des Studiums an der Universität Tübingen, gleichzeitig Ausbildung zum Sportphysiotherapeuten. 1985 Magisterexamen in den Fächern Sportpädagogik und Sportbiologie. Bis 1989 wissenschaftlicher Mitarbeiter am Institut für Sportwissenschaft der Universität Tübingen.
Seit 1981 als physiotherapeutischer Betreuer im Leistungssport tätig (Bundesliga Volleyball, Nationalkader des Deutschen Basketballbundes). Selbst aktiver Ausdauersportler.

Inhalt

Vorwort

In wenigen Bereichen des Sportes wechseln die Ansichten so schnell wie in der Gymnastik. Was gestern noch »in« war, gerät morgen schon ins »Out«. Ständig tauchen neue Ideen auf, selten hat davon eine Bestand.
Prüft man, was die Trends und Modeerscheinungen prägt, sind es weniger die Inhalte als viel mehr die Äußerlichkeiten, wie zum Beispiel die dazugehörige Kleidung, die unser Bild der jeweiligen Gymnastik bestimmt. Genau betrachtet sind viele der anzutreffenden Gymnastikformen Neuauflagen in einer veränderten Art der Präsentation.
In der vorliegenden Veröffentlichung geht es den Verfassern nicht darum, einen neuen Trend zu setzen. Vielmehr soll ein bewährtes Prinzip, das dem Bereich der Bewegungstherapie entstammt, in seiner Übertragbarkeit in die allgemeine Gymnastik dargestellt werden. Ein funktionelles, den Möglichkeiten unseres Bewegungsapparates angepaßtes Vorgehen steht im Mittelpunkt dieses Ansatzes.
Damit wird einem wachsenden Bedürfnis nachgekommen, in schonender Art und Weise den Bewegungsapparat zu trainieren und ihn somit weniger anfällig gegen die sogenannten »Alltagsbeschwerden« zu machen.
Gleichzeitig kann das Angebot als Vorbereitung für andere sportliche Belastungsformen verstanden werden oder dem Ausgleich einseitiger Belastung dienen.
Mit Hilfe der bewußt einfach gehaltenen Übungsangebote kann somit jeder zu seinem eigenen Wohlbefinden beitragen und einen entscheidenden Anteil seiner Gesundheit aktiv beeinflussen.

Michael Preibsch
Helmut Reichardt

Einführung

Den Bewegungsapparat funktionsorientiert zu betrachten, und somit die Frage nach den Funktionen einzelner Gelenke und Muskeln zu stellen, ist sicher nicht neu.
Dies belegen seit Jahren die funktionelle Anatomie mit ihrer Tradition und die Übertragung der Erkenntnisse aus diesem Wissenschaftszweig in die Bewegungstherapie.
Im Bereich des Sportes wird der menschliche Körper jedoch mehr in seinen komplexen Bewegungsmöglichkeiten gesehen. Eine isolierte, auf einzelne Gelenk- und Muskelfunktionen bezogene Denkweise ist hier nur wenig verbreitet.
Die Gymnastik lieferte in ihrer Entwicklung zwar immer wieder Denkanstöße in diese Richtung, prägte damit aber mehr eigenständige Bereiche, als die Trainingsgewohnheiten in anderen Sportarten zu verändern.
Erst seit wenigen Jahren zeigt sich ein wachsendes Interesse der Sporttreibenden an gymnastischen Übungsformen, die durch einen gezielten Umgang mit den Möglichkeiten ihres Bewegungsapparates gekennzeichnet sind. Das »Stretching« als neue Form der Dehngymnastik sei hierfür nur stellvertretend genannt.
Es wurden aber auch Begriffe wie die »Funktionsgymnastik« oder die »Funktionelle Gymnastik« geprägt, die einen immer größeren Stellenwert in der Sportpraxis erreichten.
Im Zuge dieser Entwicklung sind viele der traditionellen Übungsformen hinsichtlich ihrer Wirkung kritisch geprüft worden. Dies führte an vielen Stellen zur Verunsicherung der Praktiker, und die Frage nach den Alternativen wurde bald gestellt.
Im folgenden soll nun kurz beschrieben werden, was diesen Funktionsbegriff kennzeichnet, und worin die prinzipiellen Unterschiede zu anderen Vorgehensweisen liegen.
An Hand von Beispielen wird aufgezeigt, wie durch die funktionelle Denkweise Übungselemente analysiert werden können. Dies kann an vielen Stellen zugleich den Weg zu den vom Praktiker geforderten Alternativen weisen.
Im Hauptteil des Buches wird im erläuternden Teil zu den praktischen Übungsformen an den entsprechenden Stellen auf diesen Sachverhalt hingewiesen.
Dabei orientieren sich die vorgestellten Übungen stets an den grundlegenden Bewegungsmöglichkeiten der einzelnen Körperabschnitte. So gelingt es, trotz der in der Ausführung bewußt einfach gehaltenen Beanspruchungsformen, gezielt die Kraft und die Beweglichkeit des Bewegungsapparates zu verbessern. Die unterschiedlichen Ausführungsvarianten erlauben sowohl dem Untrainierten wie auch dem sportlich Aktiven, seine individuelle Belastungsstufe zu finden.
Auch bei intensiver Beanspruchung der einzelnen Muskelgruppen wird bei korrekter Ausführung der jeweiligen Übung der Bewegungsapparat und insbesondere die Wirbelsäule geschont.
Diese Überlegungen führten auch dazu, für den Buchtitel den Begriff SCHONGYMNASTIK auszuwählen.

Bedeutung der Funktion

Abb. 1

Bei der »Klappmesserübung« kommt es zu einem kräftigen Einsatz der hüftgelenkbeugenden Muskulatur.
Auf Grund des anatomischen Verlaufes wird bei einer plötzlichen, starken Anspannung dieser Muskeln häufig eine »Hohlkreuzposition« provoziert.

Abb. 2

Die Annäherung der Hüftgelenksbeuger ist eine den Bewegungsfunktionen angepaßte Ausgangsposition.
So wird ein gezielterer Einsatz der Bauchmuskulatur möglich.

Im Rahmen der funktionsorientierten Betrachtung einer Gymnastik stehen die Übungsformen im Mittelpunkt des Interesses, die am Bewegungsapparat einen Zuwachs an Kraft und Beweglichkeit bewirken sollen.
Um eine Aussage über die Wirkung dieser Übungen treffen zu können, muß sowohl der Übungsinhalt, also die geforderte Bewegung selbst, als auch die Übungsausführung berücksichtigt werden. Dabei können die Erkenntnisse der funktionellen Anatomie wie auch die der Muskelphysiologie behilflich sein.

Ein **Beispiel** soll dies verdeutlichen:
Eine verbreitete Übung zur Kräftigung der Bauchmuskulatur ist das »Klappmesser« (Abb. 1). Beobachtet man den Bewegungsablauf genau, so erkennt man, daß es sich um eine Hüftbeugung handelt. Für die Ausführung dieser Übung werden offensichtlich die Hüftbeugemuskeln eingesetzt.

Auf die Bauchmuskulatur entfällt hierbei die wichtige Aufgabe, den Rumpf gegen das Becken zu verspannen. Kann sie aber auf Grund mangelnder Kraft diese Aufgabe nur ungenügend erfüllen, ist zu Übungsbeginn meist eine Ausweichbewegung im Sinne einer verstärkten Beckenkippung verbunden mit einer »Hohlkreuzstellung« zu beobachten. Das »Klappmesser« ist somit eher eine Hüftbeugerübung und führt bei schwacher Ausgangskraft der Bauchmuskulatur zu einer Fehlbelastung der Lendenwirbelsäule.
Will man die Bauchmuskulatur gezielter beanspruchen, muß entsprechend ihrer Funktion das Hauptmerkmal der Übung eine Rumpfbeuge sein. Der Einsatz der Hüftbeugemuskulatur wird durch die Wahl einer entsprechenden Ausgangsposition eingeschränkt (Abb. 2).
Die Bewegungsfunktion der Bauchmuskeln wäre erschöpft, wenn der Schultergürtel und die Brustwirbelsäule sich vom Boden gelöst haben. Dies erfordert jedoch eine gute Ausgangskraft, die oft nicht vorhanden ist (vgl. hierzu S. 14).

1

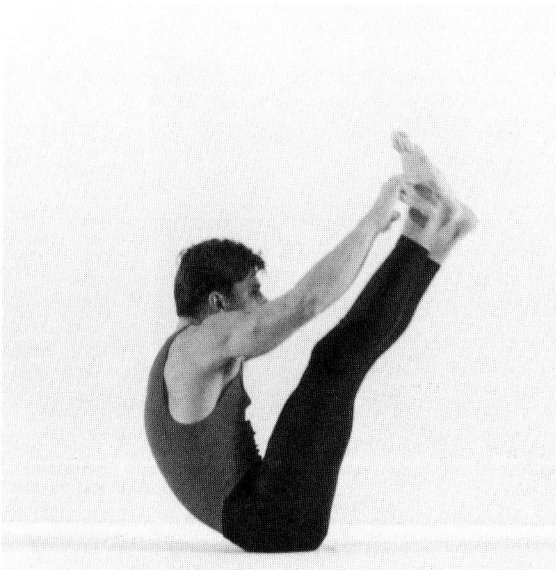

2

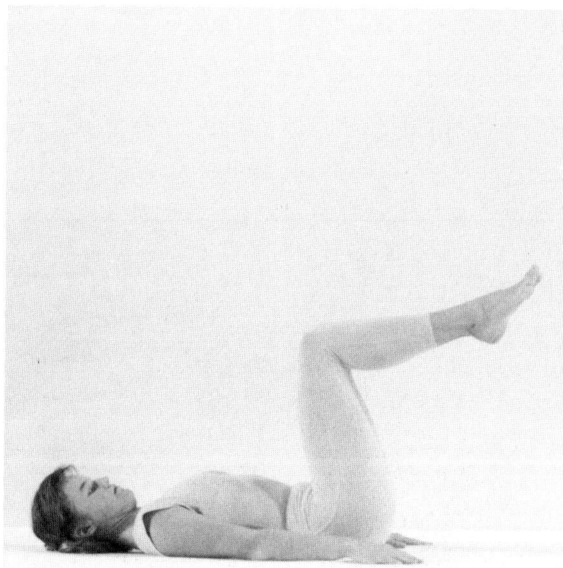

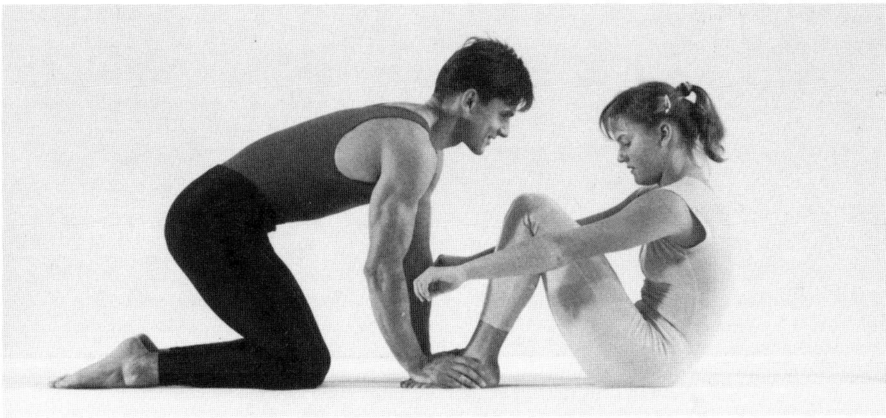

Abb. 3

Durch den Widerstand an den Zehenspitzen wird der Einsatz der hüftgelenkbeugenden Muskulatur erleichtert.
Der Sitz als Endposition wird meist mühelos erreicht.

Ein weiteres Aufsetzen ist nur mit Hilfe der Hüftbeuger möglich und dürfte in den wenigsten Fällen gelingen.
Die schwunghafte Ausführung des »Klappmessers« bringt noch einen weiteren Nachteil mit sich. Die beteiligte Muskulatur wird zu Bewegungsbeginn sehr stark eingesetzt, was zu einer Beschleunigung der Beine und des Rumpfes führt. Die Endposition wird meist ohne großen weiteren Krafteinsatz erreicht und erfüllt somit nicht den Übungszweck. Im Vergleich dazu werden bei einer sehr langsamen Übungsausführung die beteiligten Muskelgruppen gleichmäßiger belastet und somit ein besserer Effekt auf schonendere Weise erreicht.

Mitwirkung von »Hilfsmuskeln«

Eine weitere bekannte Übung zur Kräftigung der Bauchmuskulatur ist das »Aufsetzen aus der Rückenlage«.
Sind in der Ausgangsposition beide Beine angestellt und werden von einem Partner durch den Widerstand auf den Fußrücken fixiert, gelingt es in der Regel, den Sitz zu erreichen (Abb. 3).
Wird der Widerstand durch den Partner jedoch an den Fersen gegeben, kann der Sitz nur sehr schwer oder gar nicht mehr erreicht werden. Die Übung ist mit dem Abheben der Schulterblätter und dem Einrollen der Brustwirbelsäule beendet (Abb. 4), was einem funktionsgerechten Einsatz der Bauchmuskulatur entsprechen würde.

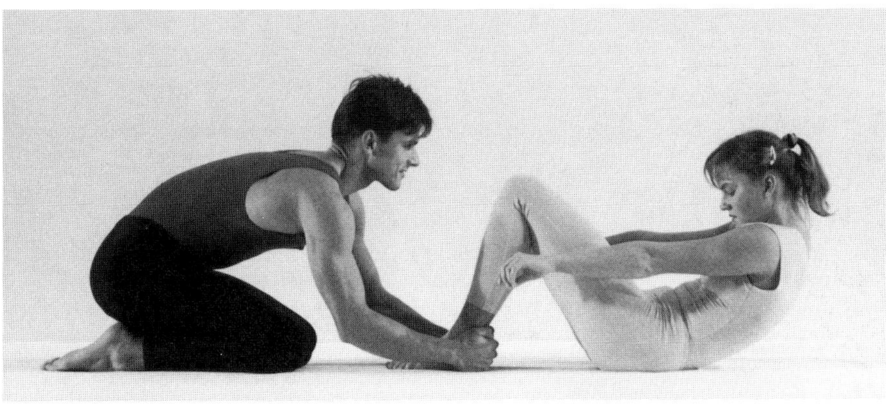

Abb. 4

Entfällt die Hilfe für die Hüftbeugemuskulatur, kann der Sitz nicht mehr oder nur mühsam erreicht werden.

Dies wird **folgendermaßen begründet:** Bei der ersten Ausführungsform (Abb. 3) kommt es durch den Widerstand an den Fußrücken innerhalb der angesprochenen Muskelkette zu einer Aktivierung der Hüftbeuge- und Bauchmuskulatur. Die zu beobachtende Beugung ist eine kombinierte Hüft- und Rumpfbeuge.
Bei der zweiten Ausführung (Abb. 4) entfällt durch den veränderten Widerstand die Aktivierung der Hüftbeuger und es werden bevorzugt die Bauchmuskeln eingesetzt.
Nachdem die Bewegungsfunktion der Bauchmuskulatur am Ende der Rumpfbeuge erschöpft ist (vgl. erstes Übungsbeispiel), kann kein weiteres Aufsetzen mehr erfolgen.
Die beschriebene Wirkung eines entsprechend gesetzten Widerstandes am Bewegungsapparat kann an einem anderen Beispiel noch eindrucksvoller demonstriert werden:
In der Rückenlage bei gestreckten Beinen sollen nur die Zehenspitzen gegen die haltenden Hände des Partners gedrückt werden. Erfolgt der Einsatz der betreffenden Muskulatur intensiv genug, gelingt es mühelos, die betreffende Person »wie ein Brett« anzuheben (Abb. 5), weil wie zuvor eine ganze Muskelkette aktiviert wird.
Aus den genannten Beispielen wird deutlich, daß nicht nur die Wahl der Ausgangsposition und die Vorgabe der zu erreichenden Endposition von Bedeutung sind. Je nachdem wie die Ausgangsposition durch einen Partner oder andere Hilfe stabilisiert wird, verändern sich auch die an der Bewegungsausführung beteiligten Muskelgruppen. Die Wirkung der jeweiligen Übung hängt dabei ebenso von der Ausführungsform, insbesondere von der Bewegungsgeschwindigkeit, ab.

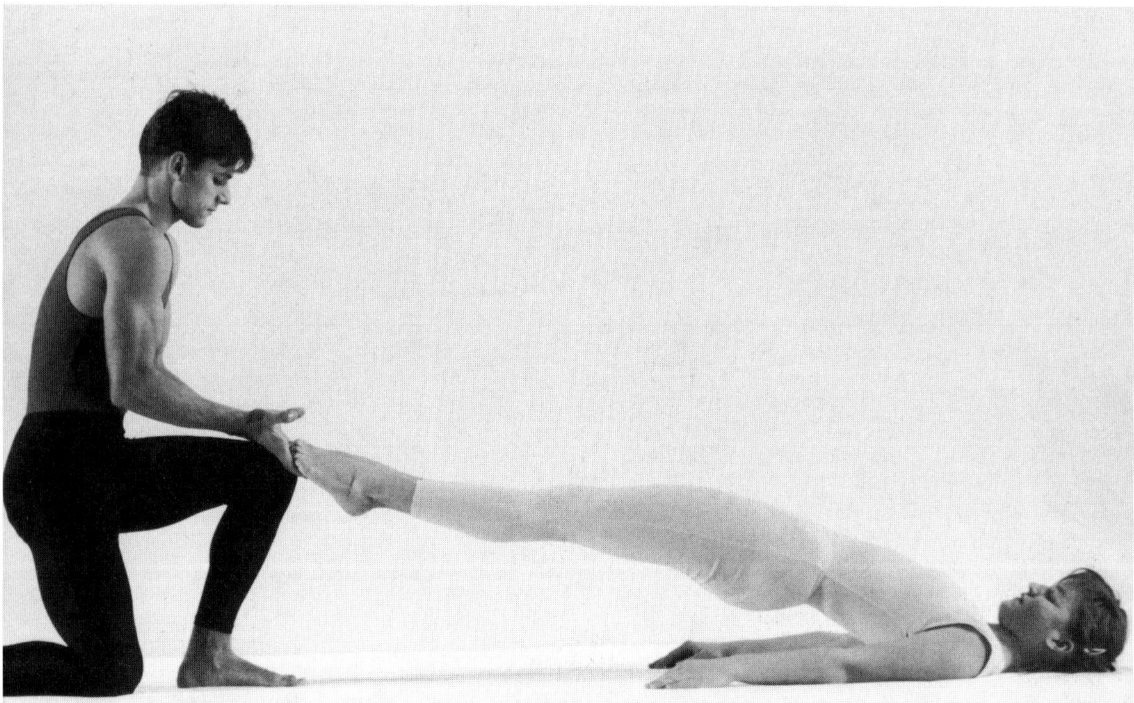

Abb. 5
Durch den Druck der Zehen gegen die haltenden Hände des Partners wird die gesamte rückwärtige Muskelkette aktiviert.

Funktionsgerechte Muskeldehnung

Ein Beispiel aus dem Bereich der Dehnübungen soll aufzeigen, daß auch hier eine funktionsorientierte Denkweise angebracht sein kann:
Die Dehnung der Oberschenkelvorderseite erfolgt meist so, daß im aufrechten Stand ein Fuß mit der gleichseitigen Hand zum Gesäß gezogen wird. Dabei kommt es jedoch zu keiner vollständigen Dehnung der betreffenden Muskelgruppe, wenn die Endposition, wie in der Praxis häufig zu beobachten, der in Abb. 6 entspricht.
Das hat **folgenden Grund:**
Der vierköpfige Streckermuskel der Oberschenkelvorderseite zieht mit einem Anteil über das Hüftgelenk und hat hier eine beugende Funktion. Dieser Anteil kann nur über die Hüftgelenkstreckung bei gleichzeitiger Kniegelenkbeugung gedehnt werden. Auf der Abbildung ist jedoch eine deutliche Ausweichbewegung im Sinne der Hüftbeugung erkennbar.

Eine funktionellere Lösung, die Oberschenkelvorderseite zu dehnen, wird in Abb. 7 demonstriert.

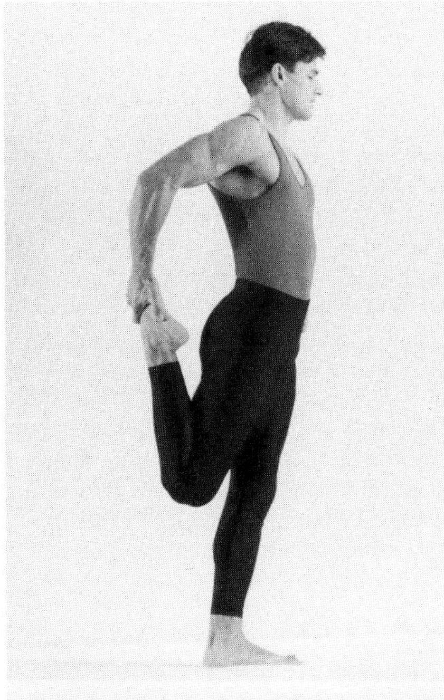

Abb. 6

Der gerade Oberschenkelmuskel wird nicht funktionsgerecht gedehnt, wenn in der Endposition eine Beckenkippung zu beobachten ist.

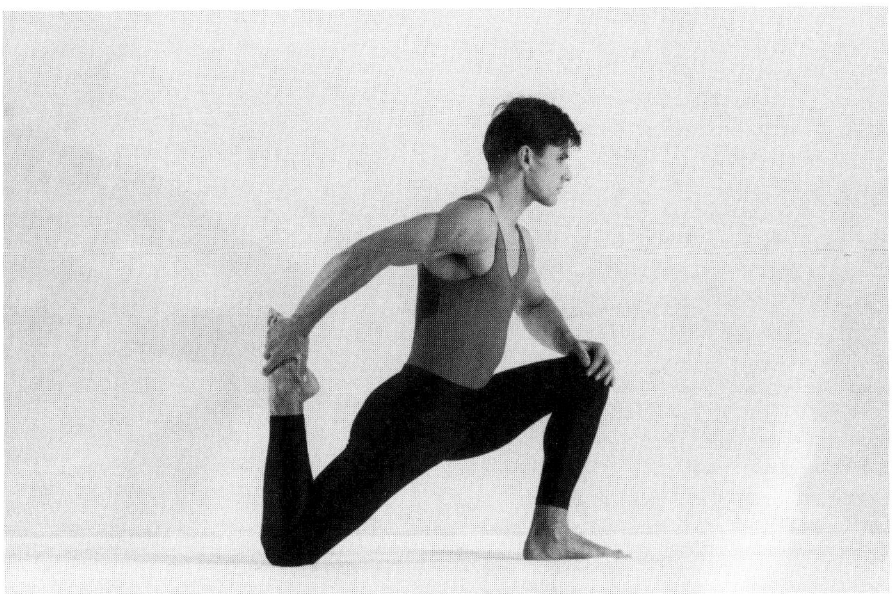

Abb. 7

Funktionelle Dehnung des geraden Oberschenkelsmuskels ohne Ausweichbewegung.

Muskuläres Ungleichgewicht

Wie eingangs erwähnt wurde, ist die funktionsorientierte Gymnastik durch gezielte, den Bewegungsapparat kräftigende und beweglichkeitsverbessernde Übungsformen gekennzeichnet. Dabei kommt nicht nur dem Inhalt und der Ausführungsform der einzelnen Übungen große Bedeutung zu, sondern auch der Kombination von bestimmten Kräftigungs- und Dehnübungen.
Hier wird auf die Tatsache Rücksicht genommen, daß sich am Bewegungsapparat sogenannte »muskuläre Ungleichgewichte« ausbilden können.
Entsteht nämlich in einem Körperabschnitt auf Grund mangelnder Beanspruchung oder aber auch durch einseitige Überbelastung ein Ungleichgewicht zwischen der Kraft der einen und der Dehnfähigkeit einer anderen Muskelgruppe, so kann dies zu funktionsbedingten Beschwerdebildern führen.
Hierfür wird die Neigung bestimmter Muskelgruppen verantwortlich gemacht, bevorzugt an Kraft zu verlieren und wieder anderer Muskelgruppen, ihre Spannung dauerhaft zu erhöhen und somit an Dehnfähigkeit zu verlieren.
Auch dieser Zusammenhang sei durch ein **Beispiel** erläutert:
Die Bauchmuskulatur hat neben ihrer Bewegungsfunktion bei der Rumpfbeuge auch die Aufgabe, das Becken aufrecht zu halten. Kann sie jedoch nicht mehr genügend Spannung aufbringen, kippt das Becken nach vorne. Dadurch kommt auch die Lendenwirbelsäule in eine veränderte Position, die allgemein als »Hohlkreuzstellung« bezeichnet wird.
Diese Fehlstellung wird in den meisten Fällen durch eine Verkürzung und somit schlechte Dehnfähigkeit der Hüftbeugemuskulatur begleitet. Auf Grund ihres anatomischen Verlaufes kann diese Muskelgruppe die Beckenkippung und das damit verbundene »Hohlkreuz« verstärken.
Eine isolierte Kräftigung der Bauchmuskulatur würde an diesem Ungleichgewicht nur wenig verändern. Hier ist immer auch eine begleitende Dehnung der Hüftbeugemuskulatur notwendig.

Zur Durchführung von Kräftigungsübungen

Versucht man, diese hier nur beispielhaft aufgezeigte Denkweise konsequent in die Praxis zu übertragen, lassen sich daraus einige allgemein gültige Prinzipien für eine funktionsorientierte Gymnastik entwickeln.
Dabei können zunächst für den Teil der Kräftigungsübungen, die vorwiegend die zur Abschwächung neigenden Muskelgruppen ansprechen, folgende **Empfehlungen** formuliert werden:

- Stets langsam und genau üben.
- Niemals Schwungholen oder der geforderten Bewegung ausweichen.
- Zu schwereren Übungsformen erst dann wechseln, wenn die einfacheren sicher beherrscht werden.

Einige der Übungsformen können nur gehalten (statisch) ausgeführt werden. Für diese gilt:

- Die Spannungsposition soll für 5 bis 6 Sekunden gehalten werden.
- Nach anfänglich zwei bis drei Wiederholungen sollten langfristig bis sechs Wiederholungen angestrebt werden.
- Während der Anspannung sollte ruhig und gleichmäßig geatmet werden – ist dies nicht möglich, soll die Anspannung nur für die Dauer einer Ausatmung gehalten werden.

Für die Übungsformen, welche auch in Bewegung (dynamisch) ausgeführt werden können gilt:

- Die geforderte Bewegung wird fünf- bis sechsmal ohne Haltepause langsam ausgeführt (vom Bewegungsbeginn bis zum Umkehrpunkt ca. 2 Sekunden).

- Von anfänglich einer Serie sollte langfristig auf drei gesteigert werden.
- Ist es möglich, die fünf bis sechs Wiederholungen mühelos zu bewältigen, soll am Umkehrpunkt der Bewegung eine Haltepause von 2 bis 3 Sekunden eingefügt werden.
- Diese Ausführungsform sollte ebenfalls auf drei Serien (mit fünf bis sechs Wiederholungen) gesteigert werden.

Für die Zielform der Ausführung ergibt sich dann folgendes:

- Aus der Ausgangsposition in ca. 2 Sekunden die Endposition erreichen, dort ca. 2 Sekunden verweilen und in ca. 2 Sekunden zurück in die Ausgangsposition kommen.
- Die gesamte Übungseinheit muß nicht länger als 15 bis 20 Minuten in Anspruch nehmen.
- Die Übungen sollten möglichst häufig (zumindest zweimal in der Woche) durchgeführt werden.

Zur Durchführung von Dehnübungen

Für den Teil der Dehnübungen können ebenfalls einige **Empfehlungen** gegeben werden, die wie die Kräftigungsübungen durch entsprechende Hinweise im laufenden Text ergänzt werden. Es handelt sich dabei um Dehnstellungen für die vorwiegend zur Verkürzung neigenden Muskelgruppen.

Folgendes sollte beachtet werden:

- Die Dehnung der Muskulatur wird ruhig und gehalten ausgeführt.
- Die entsprechende Endposition soll 10 bis 15 Sekunden beibehalten werden.
- Ein guter Effekt ergibt sich bei einer zwei- bis dreimaligen Wiederholung jeder Übung.
- Die Dehnung darf keine Schmerzen verursachen.
- Die gehaltene Form der Muskeldehnung ist die erste, vorbereitende Dehnung, wenn sie vor einer folgenden sportlichen Belastung angewandt wird.

Neben diesen allgemein gültigen Prinzipien sind bei einigen Übungen besondere Hinweise angeführt, die jeweils gesondert zu beachten sind. Bei den Übungsformen, die erfahrungsgemäß oftmals unkorrekt oder falsch ausgeführt werden, findet sich ein Fehlerbild mit der entsprechenden Anmerkung.
Alle Übungen, die keine symmetrische Belastung des Bewegungsapparates beinhalten, also sowohl auf die rechte als auch auf die linke Seite auszuführen sind, werden nur für eine Seite beschrieben.

Die Auswahl und Zusammenstellung sowohl der Kräftigungs- als auch der Dehnübungen sollte sich nach individuellen Schwächen richten. Aus diesem Grund finden sich im folgenden Praxisteil einige »Testübungen«, die eine entsprechende Hilfestellung geben können.
Am Ende des Buches sind in Form von Programmen Übungszusammenstellungen zu finden, die die Hauptanwendungsgebiete der funktionsorientierten Gymnastik zusammenfassen und sinnvolle Kombinationen von Dehn- und Kräftigungsübungen aufzeigen.

Praktische Anwendung der funktionellen Dehn- und Kräftigungsübungen

Um den Umgang mit den Übungsformen zu erleichtern, werden im praktischen Teil verschiedene »Testübungen« angeboten. Dabei ist zu berücksichtigen, daß keiner dieser »Tests« eine absolute Aussage über vorliegende Defizite liefern kann. Sie bieten vielmehr Hinweise für die Auswahl der entsprechenden Übungen. Darüber hinaus können sie als Kontrolle für den Übungsfortschritt verwendet werden.
Wird beim Test der Kraft die Endposition mühelos erreicht, so kann mit schwierigeren Übungen begonnen werden. Diese sind im fortlaufenden Text jeweils beschrieben. Werden jedoch Schwächen erkennbar, so sind die einfacheren Formen auszuwählen.
Die Dehnstellungen sind in ihrer Schwierigkeit nicht unterschieden, da die Intensität der Übung durch das subjektive Dehngefühl bestimmt wird. Die Auswahl der Übungen richtet sich hier nach den individuellen Möglichkeiten. Werden bei der Prüfung der Dehnfähigkeit Defizite festgestellt, so sind die zugehörigen Dehnstellungen bevorzugt anzuwenden.

Praktisches Beispiel – Prüfung der Hüftbeuge- und Bauchmuskulatur

An Hand der schon erwähnten Hüftbeuge- und Bauchmuskulatur soll das Prinzip nochmals verdeutlicht werden: Bei der Prüfung der Dehnfähigkeit der Hüftbeuger wird in der Rückenlage ein Bein so dicht wie möglich zum Brustkorb gezogen. Das andere Bein bleibt gestreckt und die Schwerkraft hält es in Richtung der Hüftstreckung (Abb. 8). Wird durch den Zug am gebeugten das gestreckte Bein vom Boden gehebelt, so kann eine mangelnde Dehnfähigkeit der Hüftbeugemuskulatur auf der gestreckten Seite hierfür die Ursache sein. Zur Dehnung der betroffenen Muskulatur sind hier Übungen der Seiten 73 bis 77 auszuwählen.
Der Test kann durch einen entsprechenden Umfang des Oberkörpers oder durch ein kräftiges Muskelprofil der Beine stark beeinflußt werden. Er ist deshalb, wie schon oben erwähnt, nur als grobe Orientierung zu verstehen.
Bei der Prüfung der Kraft der Bauchmuskulatur wird bei angestellten Beinen der Oberkörper langsam »eingerollt«. Die Hände gleiten dabei über den Boden in Richtung der Fersen. Gelingt es, den Kopf, die Schultern und die Brustwirbelsäule abzuheben, so liegt

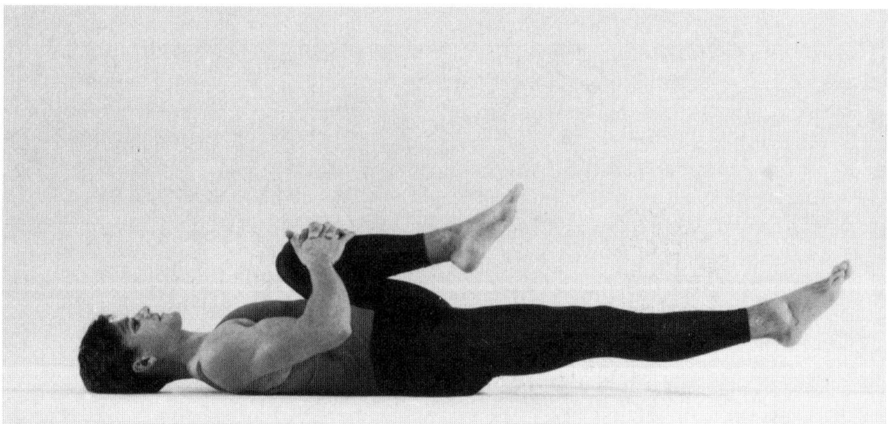

Abb. 8

Dehnfähigkeit der Hüftbeugemuskulatur
In der Rückenlage wird ein Bein mit beiden Händen umfaßt und so weit wie möglich zum Oberkörper gezogen. Hebt dabei das gestreckte Bein vom Boden ab, so kann man von einer Verkürzung der Hüftbeugemuskulatur dieser Seite ausgehen.

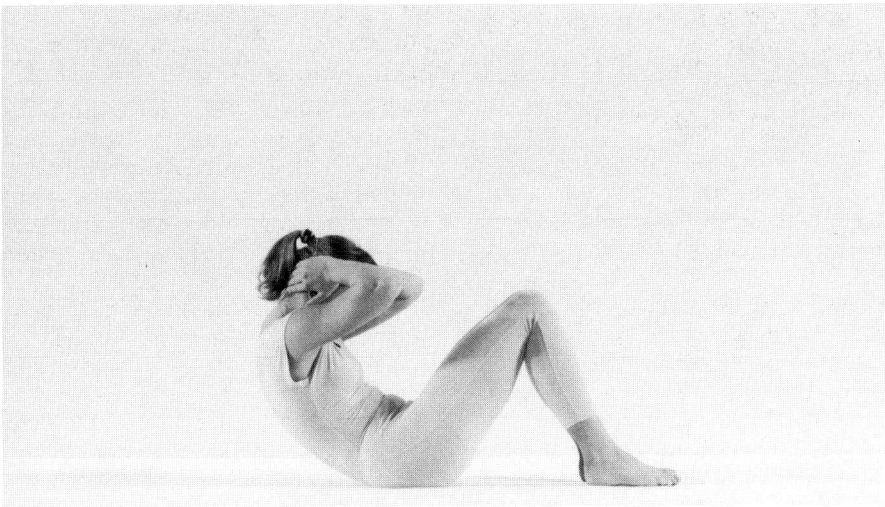

Abb. 9

Kraft der Bauchmuskulatur

In der Rückenlage bei angestellten Beinen wird der Oberkörper langsam eingerollt, die Hände sind in Nackenhalte. Gelingt es den Kopf, den Schultergürtel und auch die Brustwirbelsäule zu lösen, liegt eine sehr gute Kraft der Bauchmuskulatur vor.

eine gute Kraft der Bauchmuskulatur vor. Gelingt die gleiche Bewegung mit den Händen in der Nackenhalte (Abb. 9), so kann man auf eine sehr gute Bauchmuskelkraft schließen. Wichtig ist, daß diese Überprüfung sehr langsam und genau durchgeführt wird!
Kann nur der Kopf und der Schultergürtel vom Boden gelöst werden, ist von einer schwachen Bauchmuskulatur auszugehen (Abb. 10). Der Einstieg in die Kräftigungsübungen würde in diesem Fall auf Seite 16 beginnen.
Im folgenden werden nun verschiedene Übungen zur Verbesserung der Stabilität des Bewegungsapparates beschrieben, die besonders zur Abschwächung neigende Muskelgruppen zum Inhalt haben (vgl. hierzu S. 12). Alle Übungen sind so einfach gehalten, daß sie ohne besondere Hilfsmittel jederzeit zu Hause durchgeführt werden können.

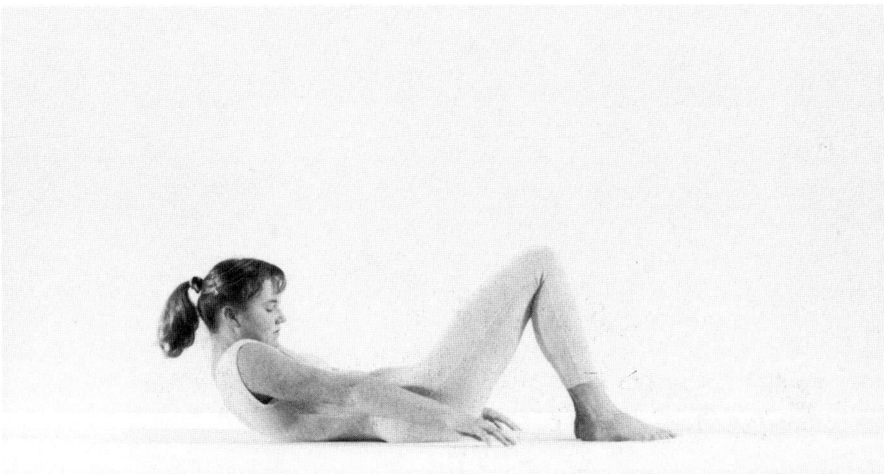

Abb. 10

Bei mangelnder Kraft der Bauchmuskulatur kann nur diese Endposition erreicht werden.

Übungsformen zur Verbesserung der Körperstatik

Kräftigung der Bauchmuskulatur

Der Zustand der Bauchmuskulatur kann mit dem auf Seite 14 beschriebenen Test geprüft werden. Die Kräftigung erfolgt mit der zweiten und den folgenden Übungen.

Übung

Um zunächst einmal das Gefühl für die Wirkung der Bauchmuskulatur auf die Stellung des Beckens und der Wirbelsäule zu verbessern, soll mit einer einfachen Übung begonnen werden. Die Rückenlage mit angebeugten Knie- und Hüftgelenken ist hierfür eine günstige

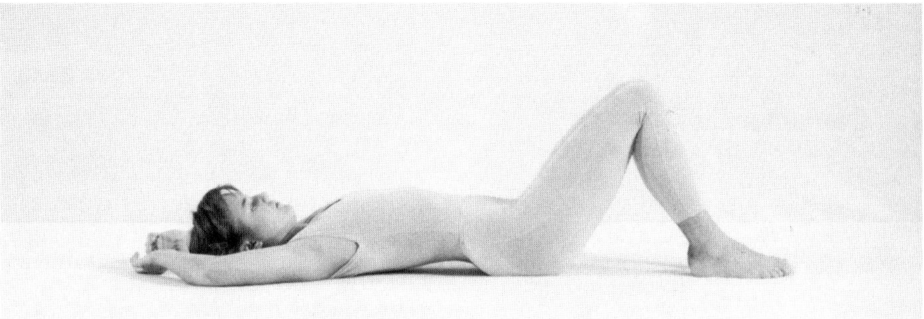

Abb. 11

In der Rückenlage bei angestellten Beinen, werden beide Arme über dem Kopf mit angewinkelten Ellenbogen abgelegt.

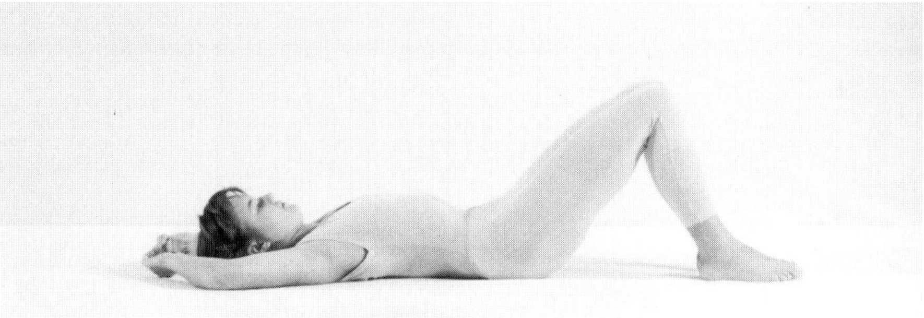

Abb. 12

Die Lendenwirbelsäule wird mit Hilfe der Bauchmuskulatur gegen den Boden gedrückt und in dieser Stellung gehalten.

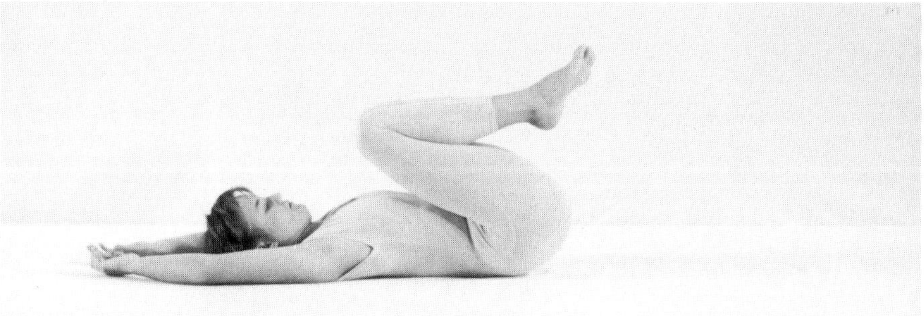

Abb. 13

Die Beine werden langsam so weit wie möglich angebeugt. Der Rückweg erfolgt unter Beibehaltung der Bauchmuskelspannung.

Position. Die Arme sind angewinkelt über dem Kopf angelegt.
Wird nun die Lendenwirbelsäule gegen den Boden gedrückt, ist in den Bauchmuskeln Spannung zu fühlen. Ohne den Druck der Lendenwirbelsäule gegen den Boden nachzulassen, werden beide Beine weiter angebeugt, bis die Oberschenkel den Oberkörper berühren.
Aus dieser Position werden die Beine langsam wieder in die Ausgangsstellung gebracht, wobei die Lendenwirbelsäule bis zum Ende der Bewegung flach gegen den Boden gehalten wird.
Diese einfache Übung sollte mehrfach wiederholt werden, wobei auf eine sehr langsame Ausführung zu achten ist. Für die weiteren, körperstabilisierenden Übungsformen gelten die auf der Seite 12 genannten Übungsprinzipien.

Bei allen folgenden Bauch- und Rumpfmuskelkräftigungen befindet sich die Lendenwirbelsäule durch die angegebenen Ausgangspositionen in einer entlasteten Stellung. Zu Übungsbeginn sollte trotzdem stets der Druck der Lendenwirbelsäule gegen den Boden durch den Einsatz der Bauchmuskeln verstärkt werden, bevor die Übungen weiter ausgeführt werden. Dies gilt auch für die Übungen dieser Seite.

Übung

In der Rückenlage werden beide Beine angestellt, die Hände liegen neben dem Gesäß. Nach dem Abheben des Kopfes wird die Wirbelsäule langsam »eingerollt«, die Hände werden dicht über dem Boden in Richtung der Fersen geschoben.

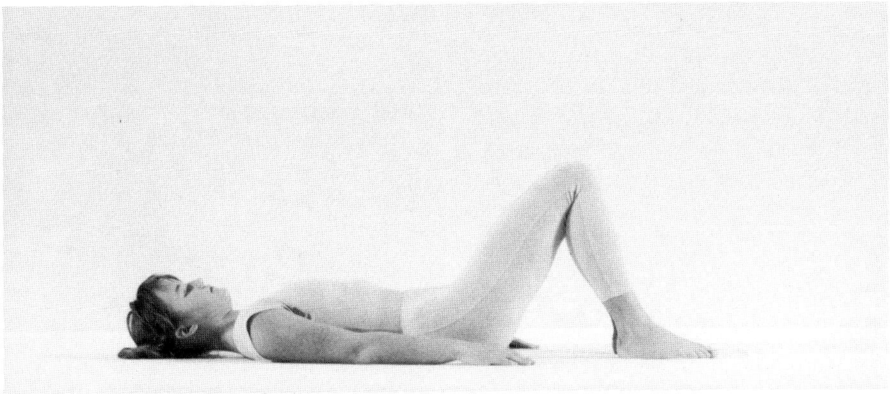

Abb. 14

In der Rückenlage bei angestellten Beinen werden die Hände neben dem Gesäß abgelegt.

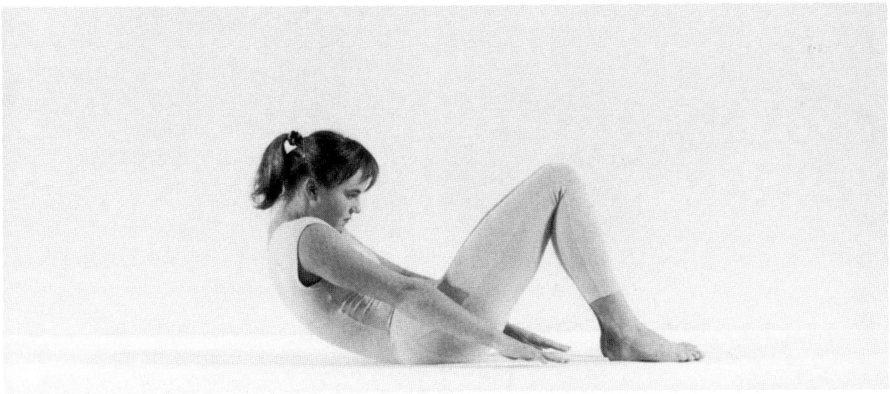

Abb. 15

Nach dem Abheben des Kopfes wird die Wirbelsäule langsam »eingerollt«.

Fortgeschrittene Belastungsform
Bei der erschwerten Ausführungsform werden die Unterschenkel parallel zum Boden gehalten und die Hände an den Kopf gelegt. Die Wirbelsäule wird wie zuvor »eingerollt«, ohne daß die Hände dabei am Kopf ziehen, die Position der Beine darf nicht verändert werden.

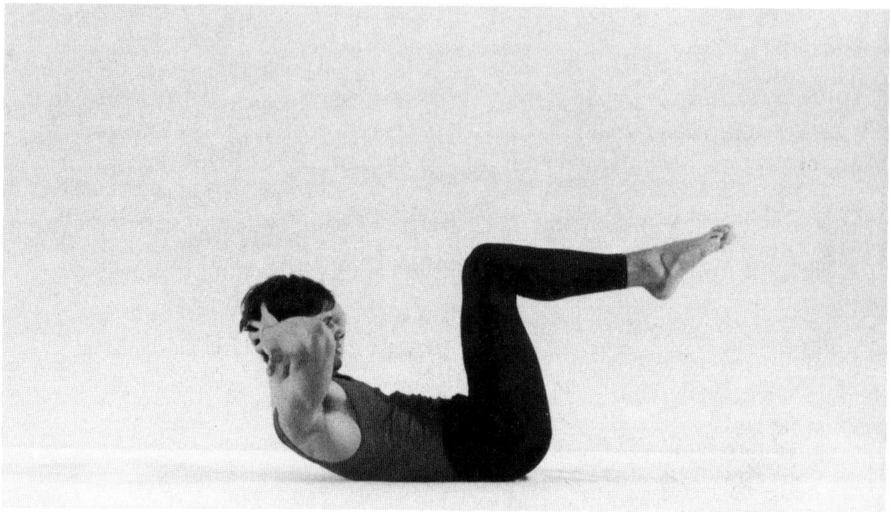

Abb. 16

In der Rückenlage werden die Unterschenkel parallel zum Boden gehalten. Die Hände befinden sich am Kopf, die Wirbelsäule wird wie zuvor »eingerollt«.

Variation
Diese und die vorherige Übung können variiert werden, indem die Bewegung über die Diagonale erfolgt. Dabei wird eine Schulter der gegenüberliegenden Hüfte angenähert.

An dieser Stelle sei nochmals an den Hinweis erinnert, daß alle Übungen, die zu beiden Seiten möglich sind, im Text nur zu einer Seite beschrieben werden.

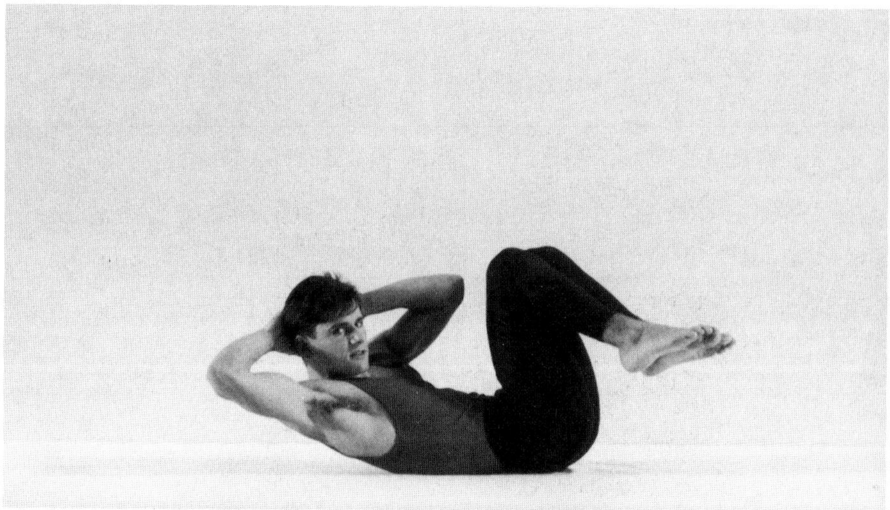

Abb. 17

Variation der Übung: Eine Schulter wird der gegenüberliegenden Hüfte angenähert.

Entlastungsposition

Fällt die Kontrolle über die Stellung der Lendenwirbelsäule schwer, so kann mit Hilfe eines Stuhles die Ausgangsstellung erleichtert werden. Diese »Stufenlagerung« ist besonders bei bestehenden Problemen im Bereich der unteren Wirbelsäulenabschnitte zu empfehlen.

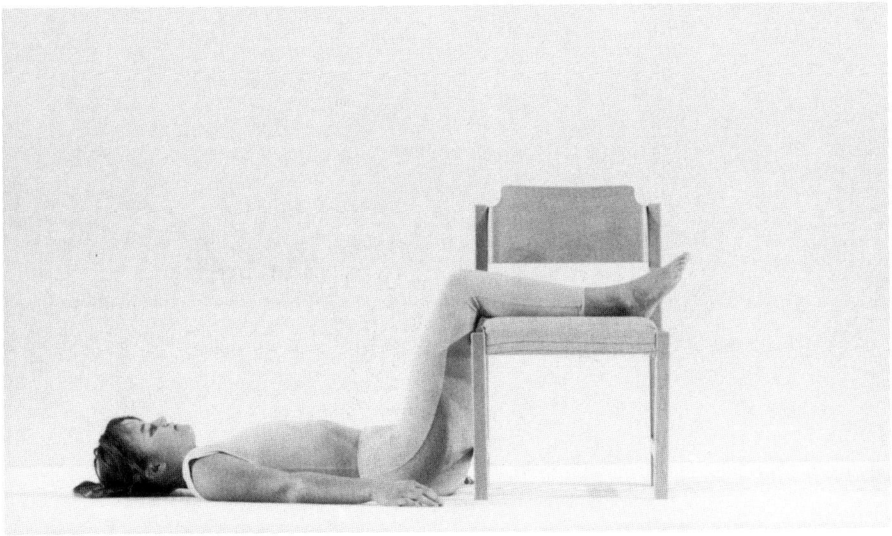

Abb. 18

In der Rückenlage werden beide Unterschenkel auf einen Stuhl abgelegt. Die Hände sind, je nach Ausführungsform, neben dem Gesäß oder dem Kopf abgelegt.

Die Übungen werden wie zuvor ausgeführt, wobei die Hände in der leichteren Ausführungsform neben dem Gesäß und zur Erschwernis am Kopf gehalten werden. Beide Formen können durch die Drehung des Oberkörpers wiederum variiert werden.

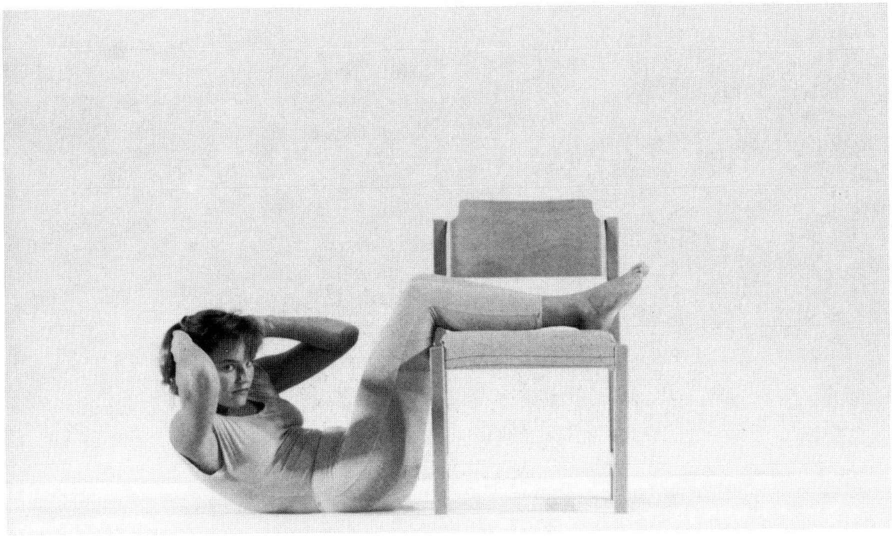

Abb. 19

Die Variation der Übung erfolgt wie zuvor durch Annähern einer Schulter zur gegenüberliegenden Hüfte.

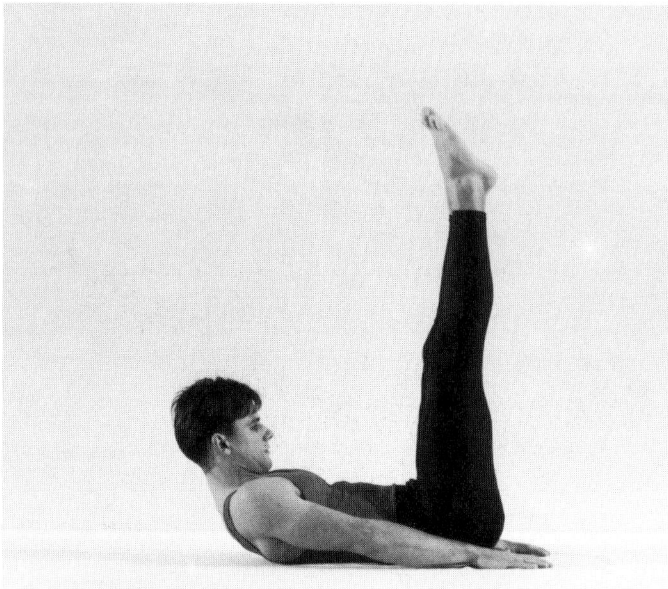

Abb. 20 Eine weitere Ausgangsposition ergibt sich, wenn die gestreckten Beine im rechten Winkel in den Hüftgelenken gehalten werden.

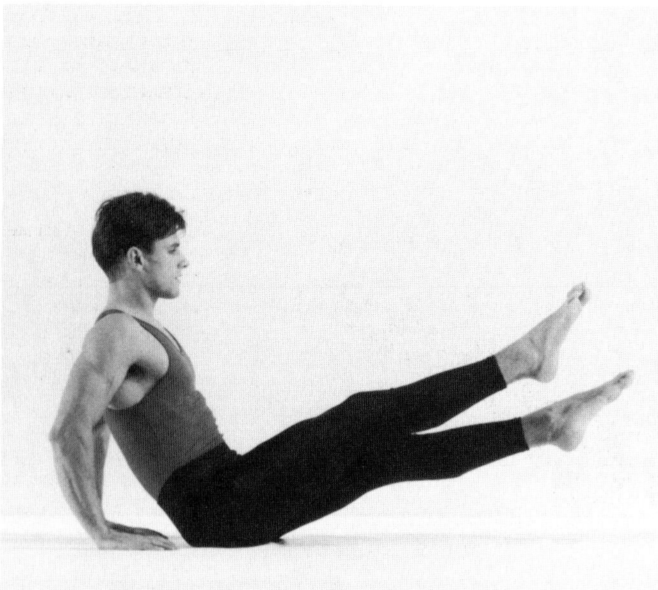

Abb. 21 Alle Übungsformen, die im Sitz mit gestreckten Beinen ausgeführt werden, führen zu einer starken Anspannung der Hüftbeugemuskulatur.

Fortgeschrittene Belastungsform
Gelingt die Stabilisation des Beckens und der Lendenwirbelsäule gut, so kann die Ausgangsposition folgendermaßen verändert werden:
Die gestreckten Beine werden im rechten Winkel in den Hüftgelenken gehalten. Die Stellung des Beckens und der Beine darf wiederum nicht verändert werden, wenn aus dieser Position alle bisher beschriebenen Übungsformen ausgeführt werden.

Vorsicht: Die Abb. 21 zeigt eine beliebte Übung zur Kräftigung der Bauchmuskulatur, das »Scheren« der gestreckten Beine in der Luft. Hierbei wird, wie bei allen Übungen aus dem Sitz mit gestreckten Beinen, ein großer Anteil der Arbeit von der Hüftbeugemuskulatur übernommen.
Um eine gezieltere Bauchmuskelbeanspruchung zu erreichen, sind die Übungen dieses Abschnittes zu bevorzugen. Dies gilt besonders dann, wenn die Prüfung der Kraft eine Schwäche aufgezeigt hat. Die Überprüfung der Bauchmuskelkraft kann dabei um folgende Möglichkeit erweitert werden.

Prüfung der Bauchmuskelkraft

Die Prüfung der Kraft der Bauchmuskulatur ist bereits auf Seite 14 näher beschrieben worden. Sie soll hier um eine weitere Möglichkeit ergänzt werden, da die Bauchmuskeln die am häufigsten abgeschwächte Muskelgruppe ist.

Test (Abb. 22 und 23): In der Rückenlage werden die gestreckten Beine in den Hüftgelenken rechtwinkelig gebeugt. Die Handrücken befinden sich unter der Lendenwirbelsäule. Durch den kräftigen Einsatz der Bauchmuskulatur wird diese gegen die Handrücken gedrückt. Unter Beibehalt dieses Kontaktes werden die gestreckten Beine

22

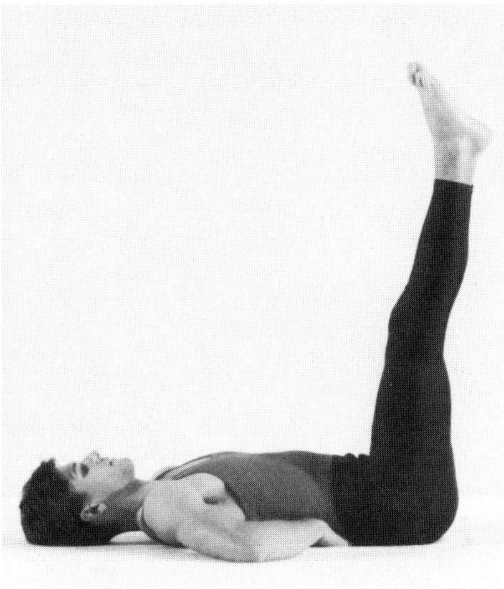

23

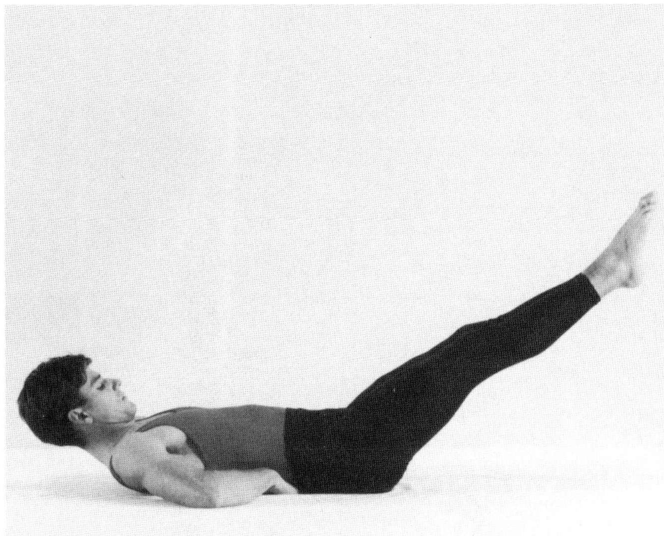

langsam abgesenkt. Gelingt es nicht mehr, die Lendenwirbelsäule flach zu halten (Abb. 24), ist die Prüfung abzubrechen und die Beine werden in den Kniegelenken gebeugt und abgestellt. Können die Beine sehr weit abgesenkt werden, sind die Bauchmuskeln kräftiger, als wenn bereits zu Bewegungsbeginn die »Hohlkreuzstellung« provoziert wird. Können die Beine ohne Ausweichbewegung des Beckens bis auf den Boden abgelegt werden, liegt eine überdurchschnittlich gute Stabilisationskraft vor.

Anmerkung: Dieser Test sollte nicht als ständige Übungsform gewählt werden, da er eine hohe Belastung der Lendenwirbelsäule mit sich bringt.

Abb. 22

Kraft der Bauchmuskulatur – Ausgangsstellung
In der Rückenlage werden beide Beine senkrecht nach oben gestreckt, die Handrücken befinden sich unter der Lendenwirbelsäule, der Kopf liegt auf.

Abb. 23

Kraft der Bauchmuskulatur – Test
Aus der Ausgangsstellung werden die gestreckten Beine langsam abgesenkt. Durch kräftigen Druck der Lendenwirbelsäule gegen die Handrücken soll der Kontakt zu den Händen möglichst lange beibehalten werden.

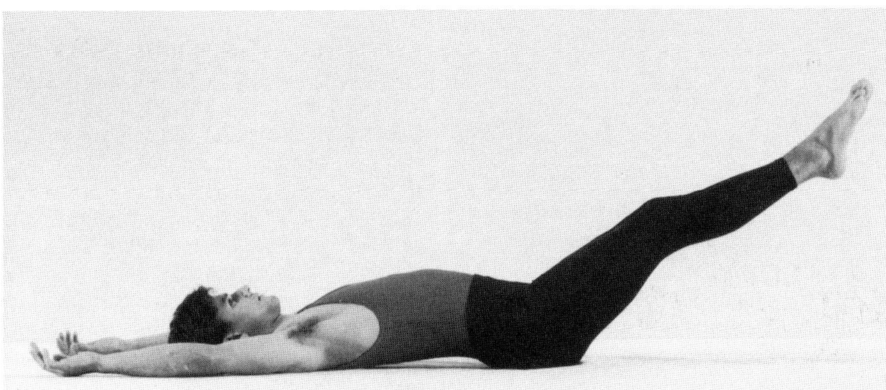

Abb. 24 **Kraft der Bauchmuskulatur – Test Ende**
Beginnt die Lendenwirbelsäule sich von den Handrücken zu lösen, ist der Test zu beenden und beide Beine werden abgestellt.
(Zur Verdeutlichung der Ausweichbewegung sind die Hände auf der Abbildung in einer anderen Position.)

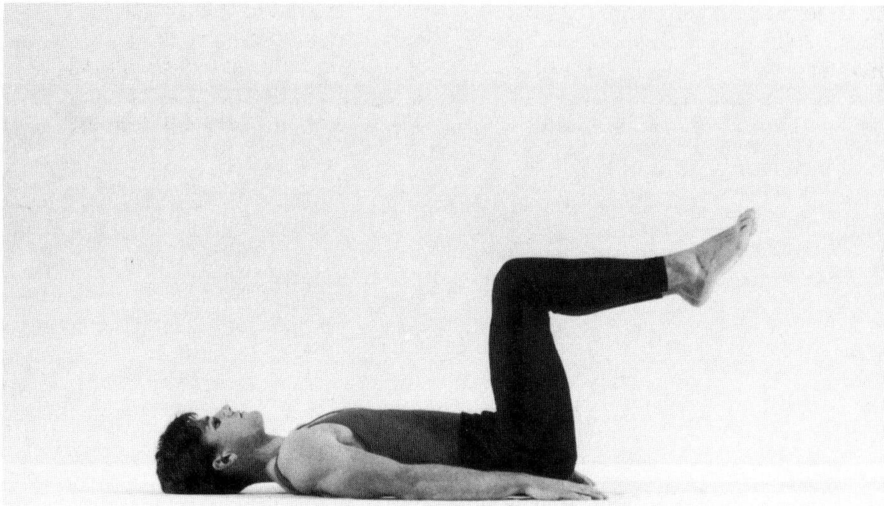

Abb. 25

In der Rückenlage werden die Knie- und Hüftgelenke rechtwinkelig gebeugt, die Hände liegen neben dem Gesäß.

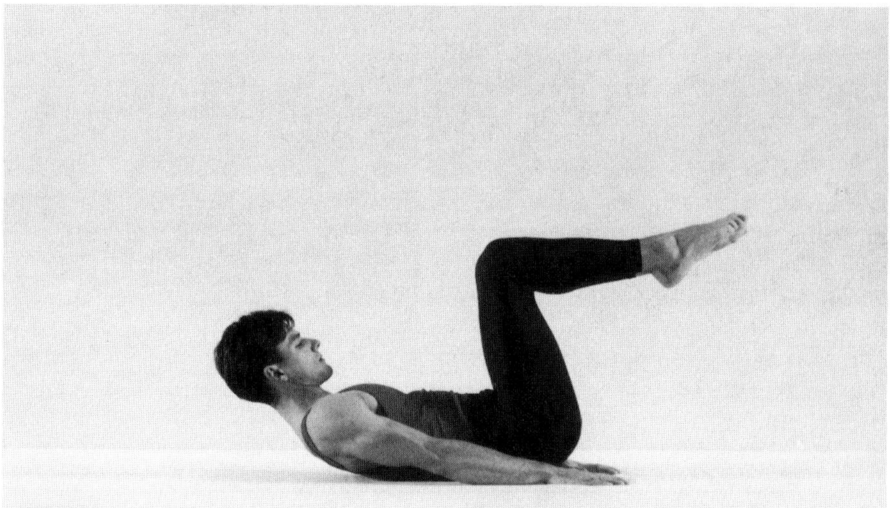

Abb. 26

Mit dem leichten Abheben des Gesäßes werden die Knie senkrecht nach oben geführt. Der Blick ist zu den Oberschenkeln gerichtet.

Kräftigung der Bauchmuskulatur durch Beckenaufrichten

Bei den bisherigen Übungsbeispielen wurde die Bauchmuskulatur stets durch das »Einrollen« des Oberkörpers beansprucht. Stabilisiert man nun den Rumpf in der Ausgangsposition und bringt die Beine und das Becken dem Oberkörper entgegen, so arbeiten wiederum die Bauchmuskeln.

Übung

In der Rückenlage werden die Knie- und Hüftgelenke angebeugt, so daß die Unterschenkel parallel zum Boden gehalten werden. Durch den Druck der Hände gegen den Boden wird der Oberkörper stabilisiert. Das Gesäß soll nun wenige Zentimeter vom Boden gelöst, die Kniegelenke senkrecht nach oben geführt werden. Der Kopf wird abgehoben und der Blick zu den Knien gelenkt.

Achtung: Es darf nicht zum Rückrollen auf die Schulter kommen, wie im **Fehlerbild** dargestellt, da hier keine Belastung der Bauchmuskulatur mehr erfolgt. Gelingt es nicht, das Gesäß aus der abgebildeten Position anzuheben, müssen zur Erleichterung der Übung die Hüftgelenke weiter angebeugt werden. Eine stärkere Streckung der Beine erschwert die Übung entsprechend.

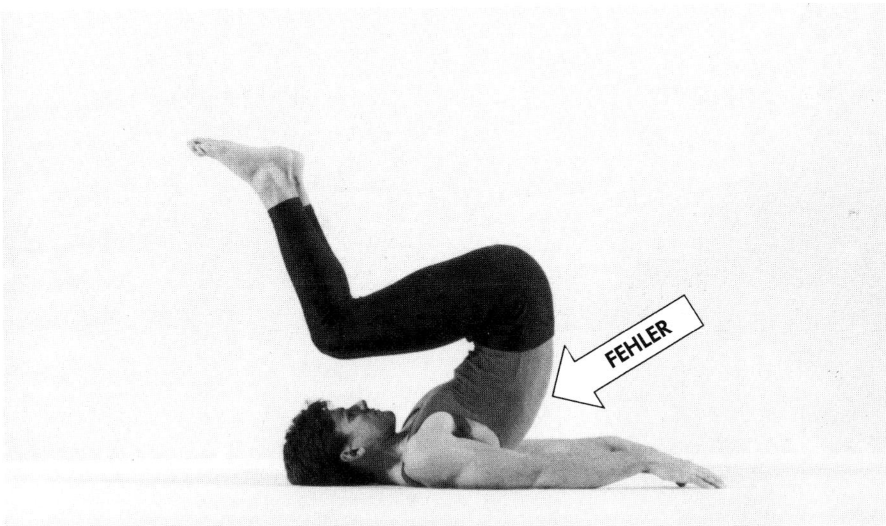

Abb. 27

Fehlerbild: Die Wirbelsäule wird zu weit aufgerollt, es kommt zu keiner Bauchmuskelbeanspruchung.

Variation

Die in Abb. 26 dargestellte Ausführungsform läßt sich wiederum variieren, indem die Knie der gegenüberliegenden Schulter angenähert werden.

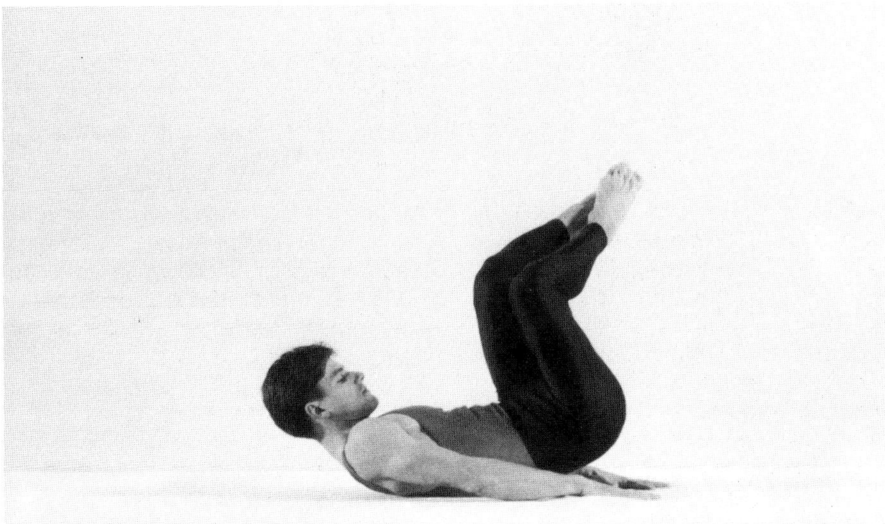

Abb. 28

In der angehobenen Position kann das Becken wechselnd nach rechts und links gedreht werden.

Partnerhilfe

Da bei der Ausführungsform der Übung der letzten Seite die Kraft der Oberarme oft nicht ausreicht, um den Rumpf zu stabilisieren, kann die Übung mit Hilfe eines Partners durchgeführt werden. Dabei greifen beide Hände über Kopf zu den Sprunggelenken des Partners und finden hier den Gegenhalt. Die Anspannung erfolgt wie zuvor durch das leichte Abheben des Gesäßes.

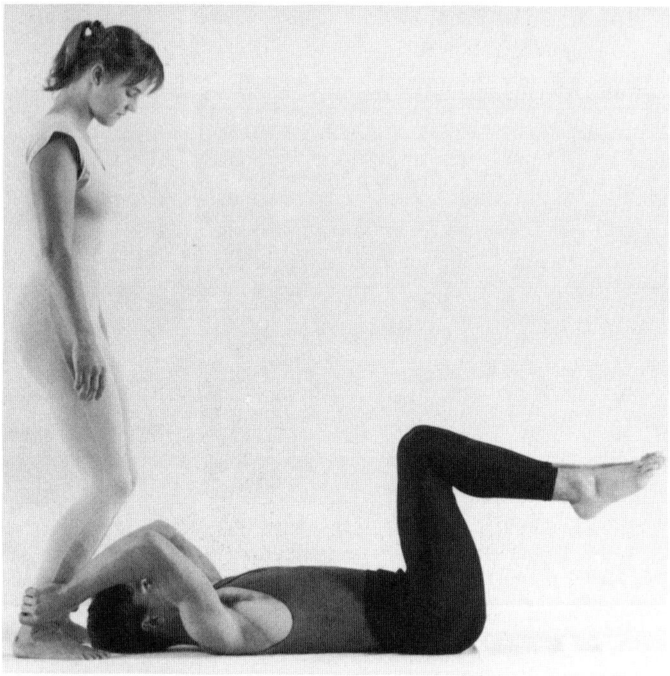

Abb. 29 Beide Hände greifen an die Sprunggelenke eines Partners, der am Kopfende steht. Die Knie- und Hüftgelenke sind rechtwinkelig gebeugt.

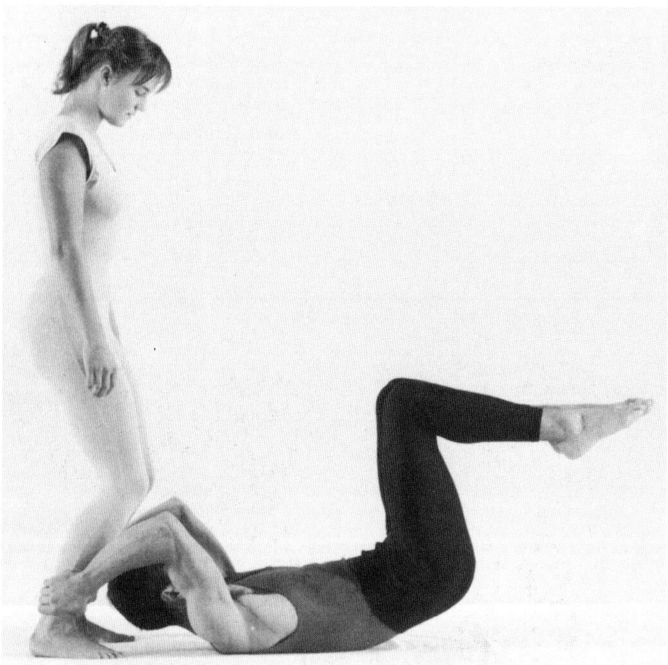

Abb. 30 Mit dem Abheben des Gesäßes werden die Knie senkrecht nach oben geführt.

Variation und fortgeschrittene Belastungsform

Die Variation der Übung ist durch das Annähern der Kniegelenke zur gegenüberliegenden Schulter möglich. Ebenso kann ein Knie weiter nach oben geführt werden als das andere. Durch eine starke Beugung in den Hüftgelenken kann die Übung leichter, durch eine Streckung schwieriger gestaltet werden. Steht kein Partner zur Verfügung, kann der Gegenhalt über Kopf auch an einem Schrank, einer Tür oder ähnlichem gesucht werden.
Eine weitere Möglichkeit, die Bauchmuskulatur gezielt einzusetzen, ohne die Wirbelsäule dabei zu belasten, liegt in der folgenden Übung.

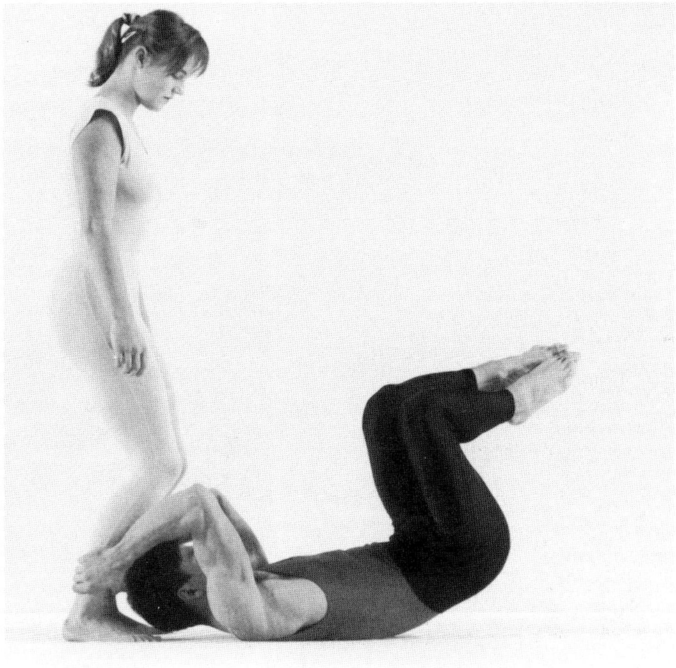

Abb. 31 In der angehobenen Position kann das Becken wechselnd nach rechts und links gedreht werden.

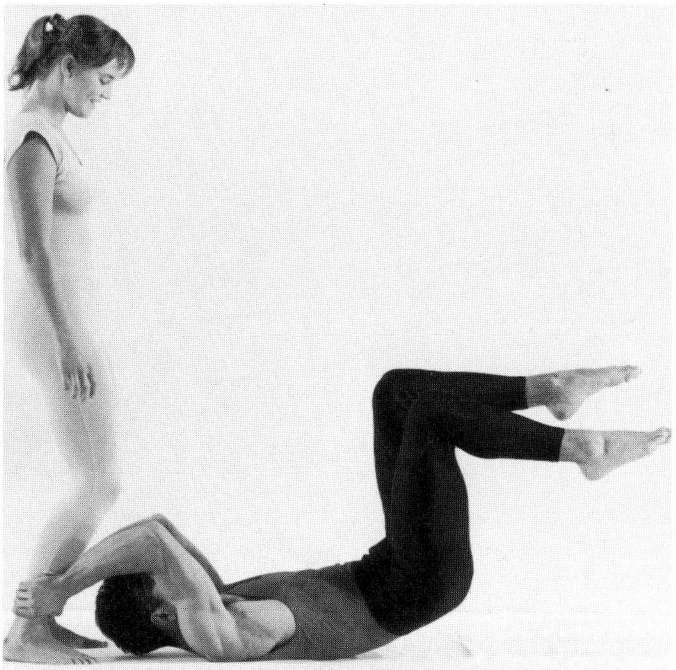

Abb. 32 In der angehobenen Position wird im Wechsel ein Knie höher geschoben als das andere.

Abb. 33

In der Rückenlage bei angebeugten Knie- und Hüftgelenken werden die Handflächen gegen die Oberschenkel dicht oberhalb der Kniegelenke gelegt.

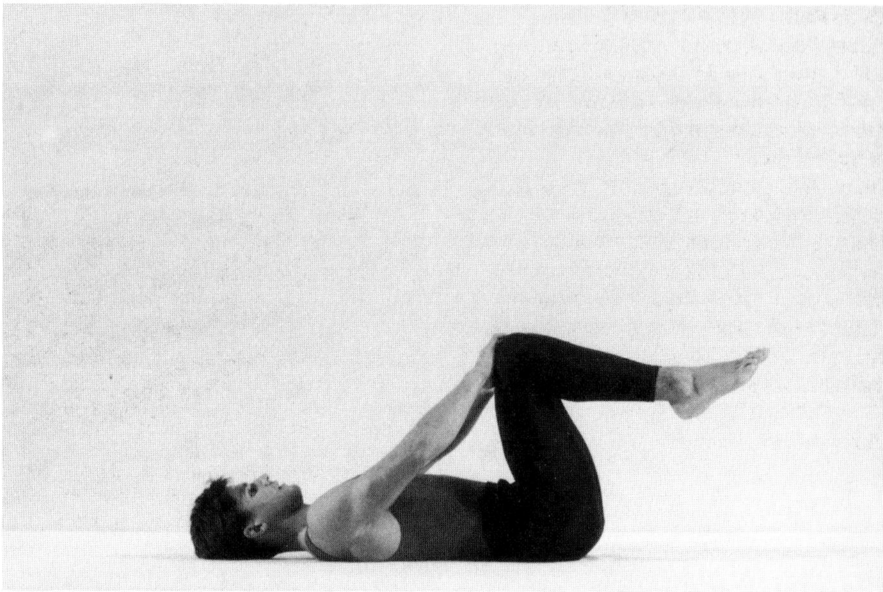

Abb. 34

Während die Hände kräftig gegen die Oberschenkel drükken, ziehen diese gegen die haltenden Hände. Der Blick ist zu den Knien gerichtet.

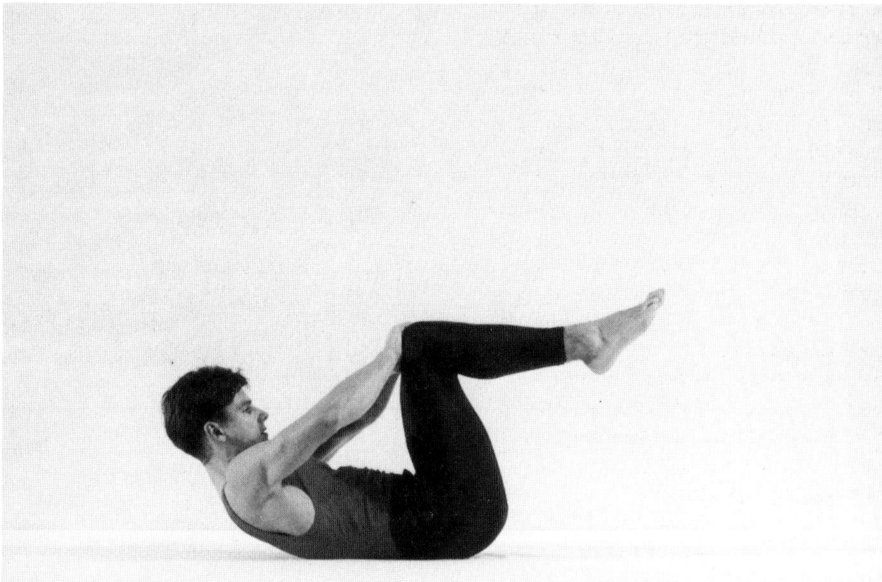

Übung

In der Rückenlage werden die Knie- und Hüftgelenke soweit gebeugt, bis sich die Handflächen mit den Oberschenkeln treffen. Die Hände sind dicht oberhalb der Kniegelenke aufgesetzt, die Fingerspitzen zeigen zueinander. Während die Hände kräftig gegen die Beine drücken, ziehen die Beine gegen die Hände. Dabei wird der Kopf abgehoben und der Blick zu den Knien gerichtet.

Variation
Auch diese Übung ist zu variieren, indem eine Hand zum diagonal gelegenen Knie geführt und die Spannung über eine leichte Drehung des Oberkörpers aufgebaut wird.
Da die Intensität der Muskelanspannung durch den eigenen Widerstand bestimmt wird, lassen sich keine Angaben über die Dosierung der Übung machen. Da es jedoch zu einer hohen Rumpfmuskelspannung kommen kann, sei an dieser Stelle nochmals an die freie Atmung erinnert.

Vorsicht: Preßatmung ist zu vermeiden!

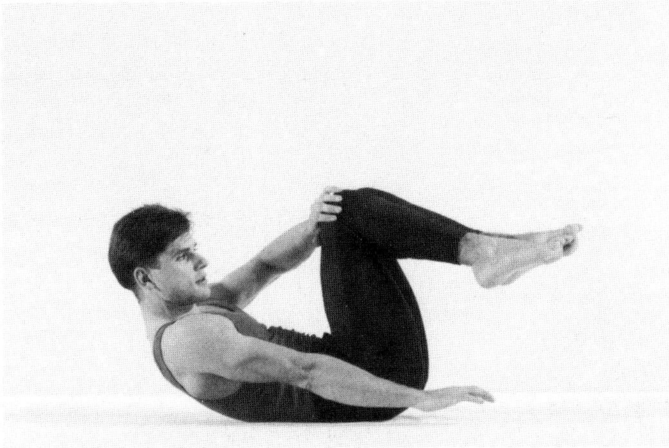

Abb. 35 Eine Hand trifft sich mit dem gegenüberliegenden Kniegelenk und drückt kräftig dagegen, während das Knie in die Gegenrichtung zieht. Der Kopf ist dabei abgehoben.

Kräftigung der Bauchmuskulatur aus leichter Vordehnung

Die bisher beschriebenen Kräftigungsübungen für die Bauchmuskulatur lassen sich mit Hilfe einer harten Schaumstoffrolle oder einer fest zusammengerollten Decke abwandeln. Dabei wird der Übergang der Lenden- und Brustwirbelsäule unterlagert, was eine leichte Vordehnung der Bauchmuskeln bewirkt. Diese Ausgangsstellung darf nur gewählt werden, **wenn sie beschwerdefrei möglich ist**!
Bei einer vorliegenden Störung der Wirbelsäule können durch diese Position Schmerzen verursacht werden. Sonst entspricht die Lagerung der natürlichen Funktion der Wirbelsäule.

36

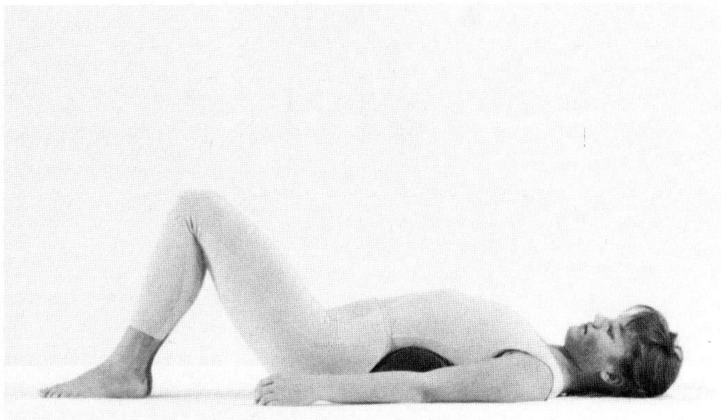

37

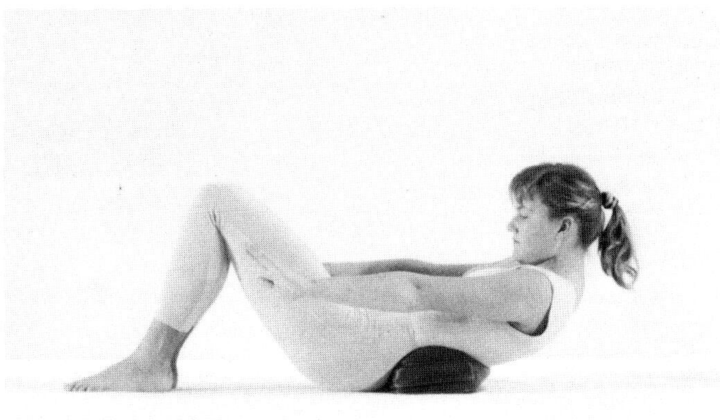

Abb. 36 In der Rückenlage ist die Wirbelsäule dicht oberhalb des Beckens mit einer Rolle unterlagert. Die Beine sind angestellt, die Hände liegen neben dem Gesäß.

Abb. 37 Aus der Rückenlage erfolgt ein langsames »Aufrollen« der Wirbelsäule. Die Hände werden in Richtung der Füße geschoben.

Partnerhilfe

Gelingt das Aufrichten aus der Rückenlage bei angestellten Beinen nicht, so kann ein Partner durch Gegenhalt an den Fersen die Ausgangsstellung stabilisieren.

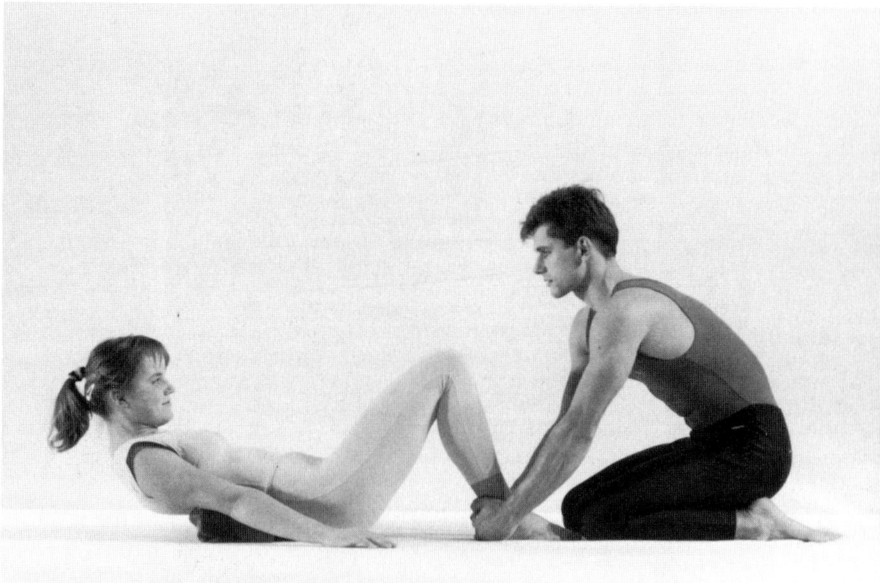

Abb. 38

In der Rückenlage ist die Wirbelsäule dicht oberhalb des Beckens mit einer Rolle unterlagert. Ein Partner gibt an den Fersen Widerstand. Das »Aufrollen« der Wirbelsäule erfolgt wie zuvor.

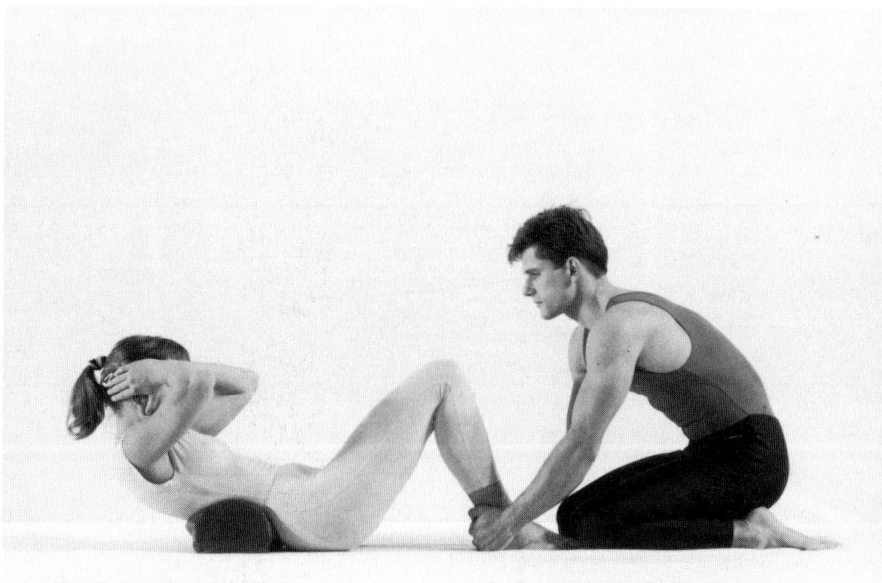

Abb. 39

In der erschwerten Ausführungsform werden die Hände an den Kopf genommen.

Partnerhilfe

Das Anheben des Beckens bei angebeugten Knie- und Hüftgelenken kann mit der Partnerhilfe ebenfalls leichter gelingen.

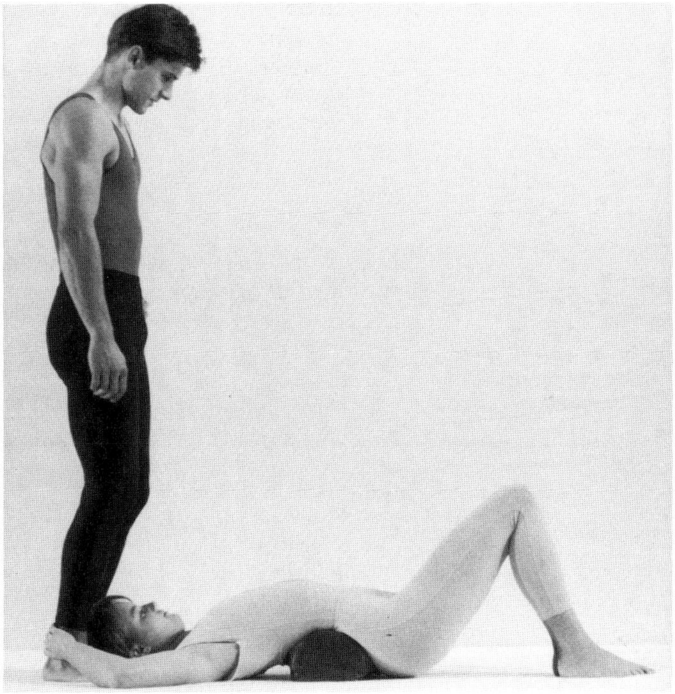

Abb. 40

In der Rückenlage ist die Wirbelsäule dicht oberhalb des Beckens mit einer Rolle unterlagert. Beide Hände greifen an die Sprunggelenke eines Partners der am Kopfende steht, die Beine sind angestellt.

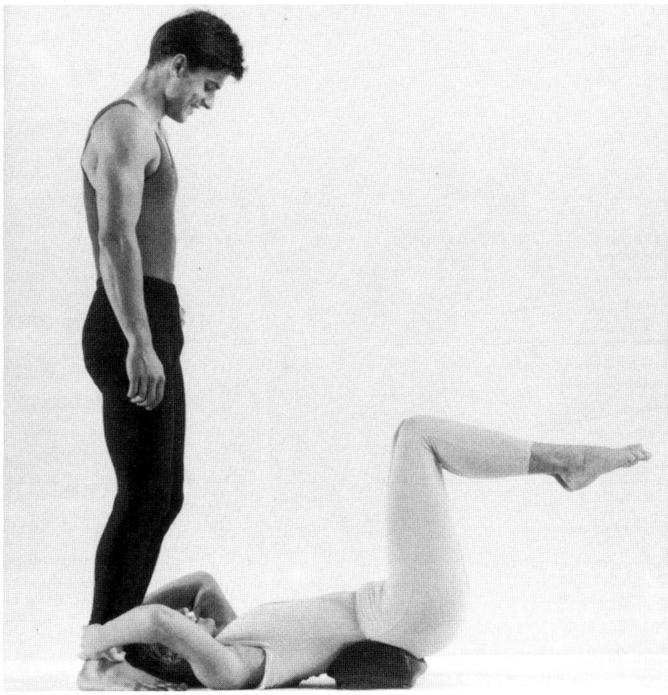

Abb. 41

Mit dem Abheben des Beckens werden die Knie- und Hüftgelenke bis zu einer rechtwinkeligen Stellung langsam angebeugt. Die Lendenwirbelsäule hält Kontakt zu der Rolle.

Die Übungsvorschläge dieser und der nächsten Seite sind als kombinierte Mobilisations- und Stabilisationsanforderungen zu verstehen. Sie wirken nicht so gezielt kräftigend wie die voranstehenden Formen, sondern verbessern mehr das Gefühl für das Aufrichten der Wirbelsäule.

Übung

Im Sitz wird ein Bein mit beiden Händen umfaßt und so dicht wie möglich zum Oberkörper herangezogen. Das andere Bein bleibt gestreckt auf dem Boden liegen. Durch den verstärkten Zug am gebeugten Bein soll die Wirbelsäule möglichst aufrecht eingestellt werden. Aus dieser Position wird Wirbel für Wirbel auf den Boden abgelegt, das gebeugte Bein bleibt dicht am Oberkörper.
Die Übung sollte sehr langsam ausgeführt werden, wobei es nicht zum plötzlichen Zurücksinken des Oberkörpers kommen darf.

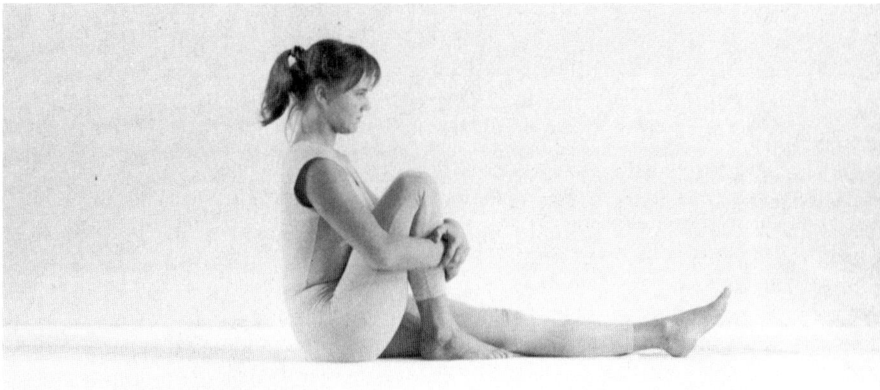

Abb. 42

Im aufrechten Sitz umgreifen beide Hände ein Kniegelenk und ziehen den Oberschenkel so dicht wie möglich zum Oberkörper.

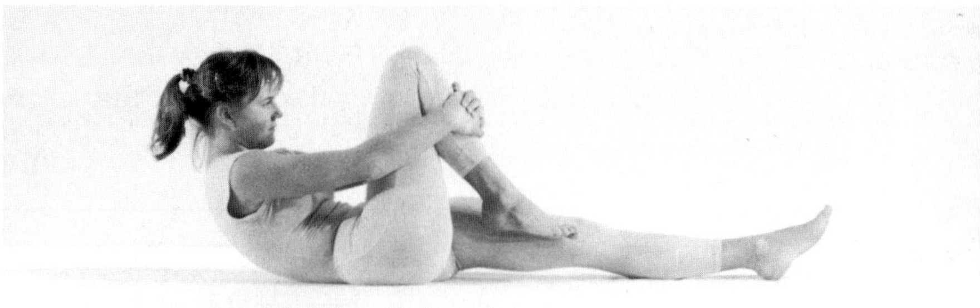

Abb. 43

Die Bewegung beginnt mit dem »Rückdrehen« des Beckens. Danach wird Wirbel für Wirbel auf die Unterlage abgelegt.

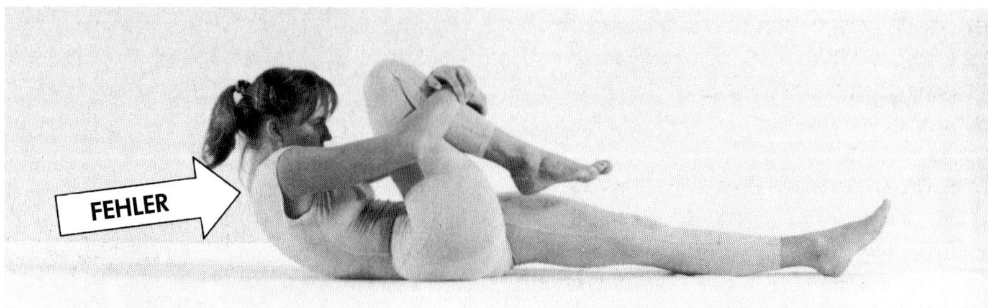

Abb. 44

Fehlerbild: Die gesamte Bewegung soll aktiv geführt werden. Ein mögliches Rücksinken des Oberkörpers soll vermieden werden.

45

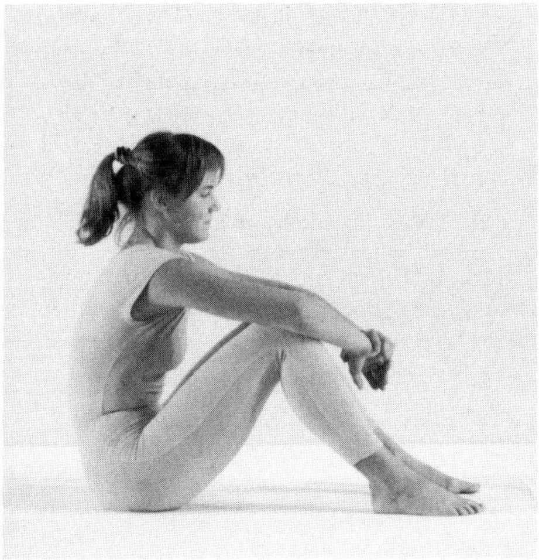

46

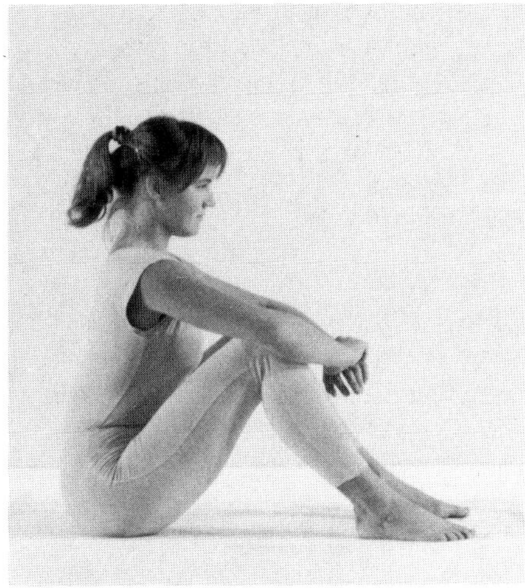

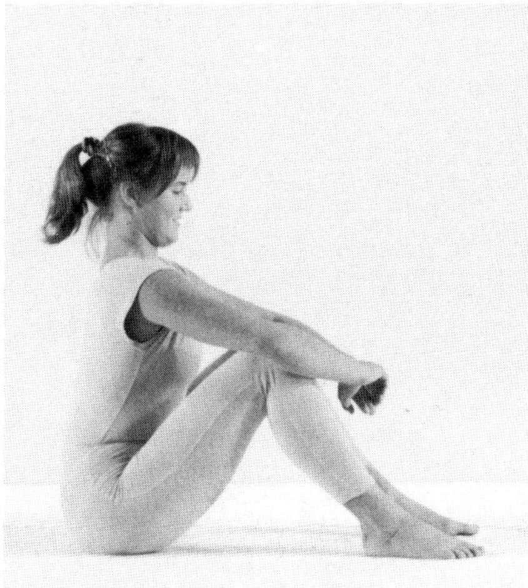

47

Abb. 45

Im Sitz umfassen beide Ellenbogen beide Kniegelenke. Die Beine sind angestellt.

Abb. 46

Durch den Zug der Ellenbogen an den Kniegelenken wird die Brustwirbelsäule aufgerichtet.

Abb. 47

Das Aufrichten wird verstärkt, indem der Scheitel in Richtung der Decke geschoben und die Haut im Nacken gestrafft wird, der Blick bleibt geradeaus.

Abb. 48

In der Rückenlage ist die Wirbelsäule dicht unterhalb der Schulterblätter mit einer Rolle unterlagert. Die Arme liegen gestreckt über dem Kopf auf der Unterlage.

48

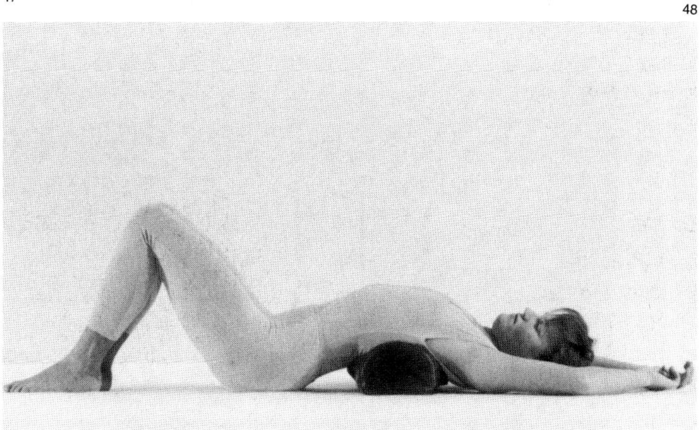

Übung

Im Sitz werden beide Beine angestellt, die gebeugten Ellenbogen liegen auf den Kniegelenken. Über den Zug der Ellenbogen an den Knien wird die Wirbelsäule aufgerichtet. Dabei sollte das Gefühl entstehen, »groß zu werden«. Ohne die Blickrichtung zu verändern, wird der Scheitel in Richtung der Decke geschoben. Dabei sollte das Gefühl entstehen, daß »die Haut im Nacken gestrafft wird«.

Übung

Eine weitere Möglichkeit, am Aufrichten speziell der Brustwirbelsäule zu arbeiten, ist die passive Lagerung über eine harte Schaumstoffrolle oder eine fest zusammengerollte Decke. Hierbei gelten die auf der Seite 27 gemachten Einschränkungen.
Diese Position kann so lange beibehalten werden, wie sie angenehm ist. Danach sollten jedoch stets einige Kräftigungsübungen für die Bauch- und Rückenmuskulatur folgen.

Kräftigung der Rückenmuskulatur

Bei allen Übungen, die zur Kräftigung der Rückenmuskulatur dienen, ist genau darauf zu achten, daß es zu keiner »Hohlkreuzstellung« kommt. Aus diesem Grund sollen auch große Bewegungsausschläge vermieden werden.

Übung

Bei der ersten Übung werden in der Bauchlage die Arme gestreckt über dem Kopf abgelegt. In der Vorstellung, »eine kleine Höhle unter den Bauch zu ziehen«, sollen die Bauchmuskeln gespannt werden. Das Gesäß wird ebenso kräftig zusammengekniffen. Unter Beibehaltung dieser Muskelspannung werden die Handflächen zur Decke gedreht, als »hielte man ein großes Tablett«, und die gestreckten Arme vom Boden abgehoben. Der Blick ist zum Boden gerichtet.

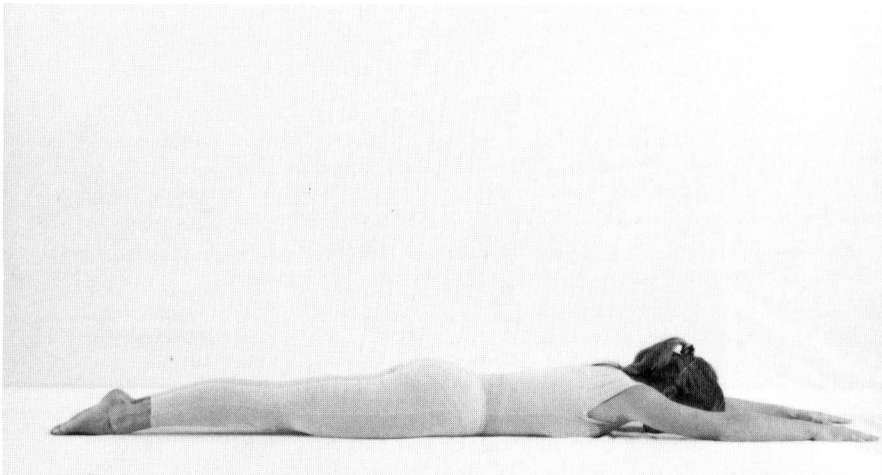

Abb. 49

In der Bauchlage werden beide Arme gestreckt über dem Kopf abgelegt.

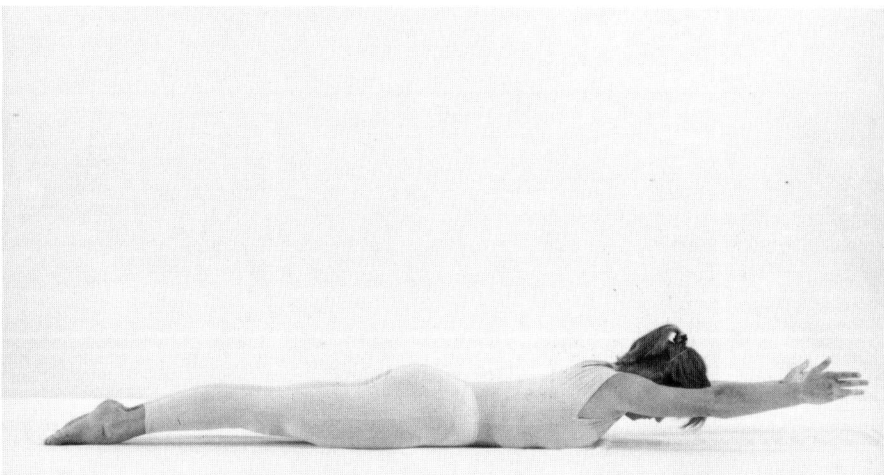

Abb. 50

Bei gespannter Bauchmuskulatur werden die gestreckten Arme angehoben. Der Blick ist zum Boden gerichtet.

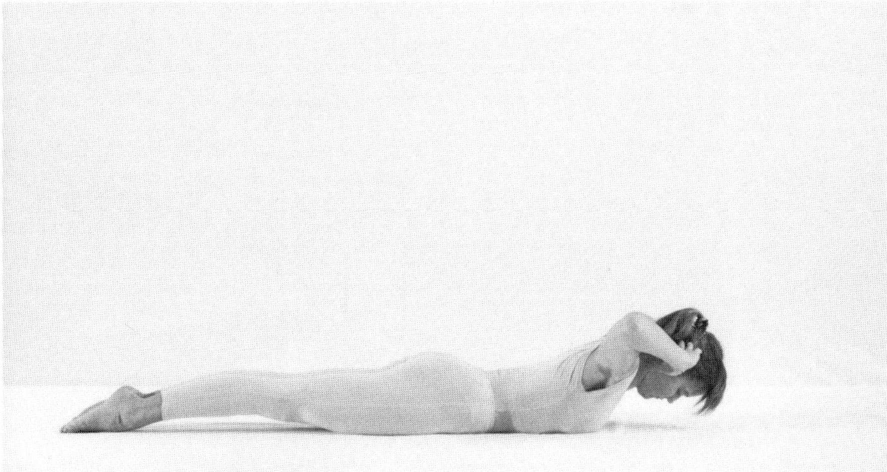

Abb. 51

Die Hände befinden sich in der Nackenhalte, die Ellenbogen werden nach oben geführt. Der Blick ist zum Boden gerichtet.

Variation
Eine Variation der Übung erfolgt mit den Händen in der Nackenhalte. Nachdem wie zuvor die Bauch- und Gesäßmuskeln angespannt sind, werden die Ellenbogen in Richtung Decke gehoben und »die Haut zwischen den Schulterblättern eingeklemmt«.

Achtung: Die Abb. 52 zeigt eine **Fehlposition,** die zu einer Belastung der Lendenwirbelsäule führt. Dabei kommt es zu einer Überstreckung der Lendenwirbelsäule.

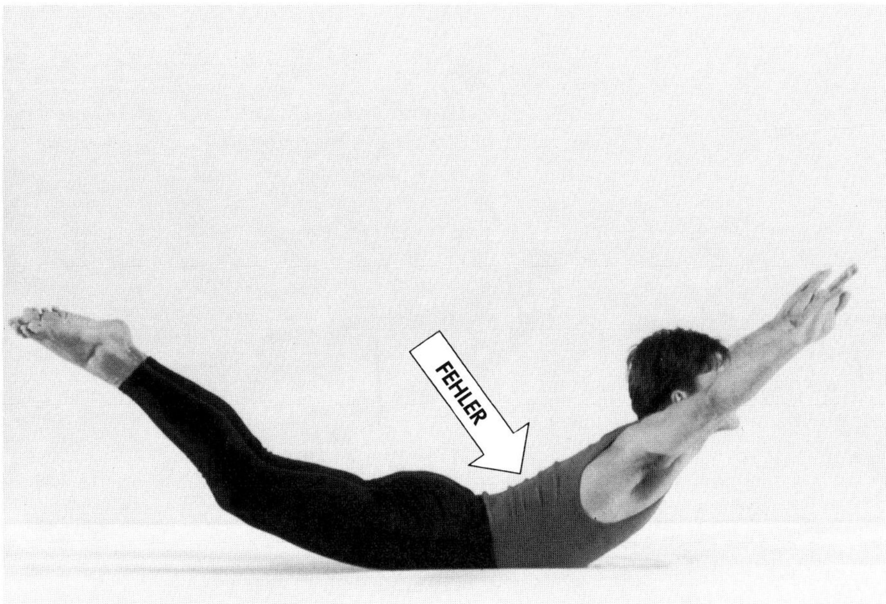

Abb. 52

Fehlerbild: Bei dieser Übung kommt es zu einer Überstreckung der Lendenwirbelsäule mit einer entsprechend hohen Belastung.

Kräftigung der Rückenmuskulatur aus leichter Vordehnung

Mit Hilfe einer Schaumstoffrolle oder fest zusammengewickelten Decke kann die Ausgangsposition verändert werden. Diese Lagerungshilfe sollte so unter die Bauchdecke gelegt werden, daß kein unangenehmes Druckgefühl entsteht.

Die Arme werden wieder gestreckt über dem Kopf abgelegt, der Blick ist zum Boden gerichtet. Zunächst werden die Kniegelenke gebeugt, bis die Fußsohlen zur Decke zeigen. Aus dieser Position werden die Oberschenkel nur so weit vom Boden gelöst, daß die Lendenwirbelsäule gerade gehalten werden kann.

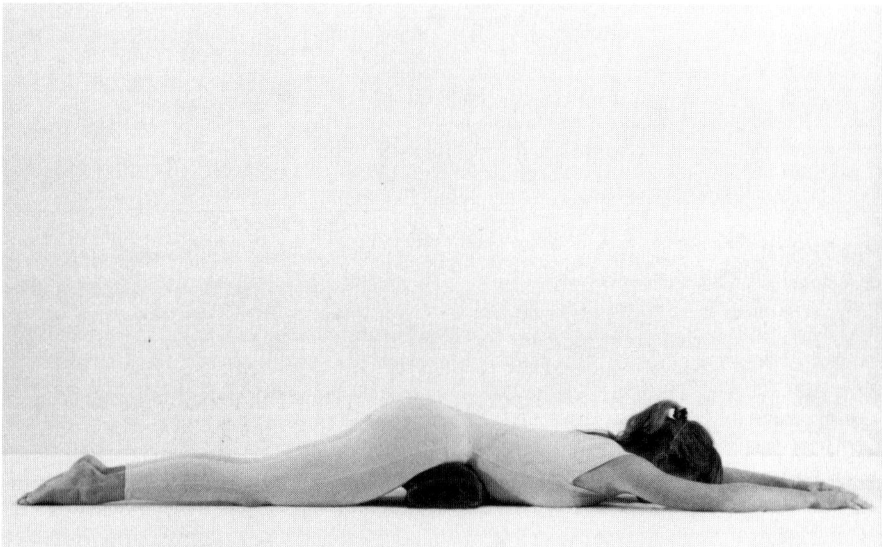

Abb. 53

In der Bauchlage werden beide Arme gestreckt über dem Kopf abgelegt. Der Oberkörper ist mit einer Rolle unterlagert.

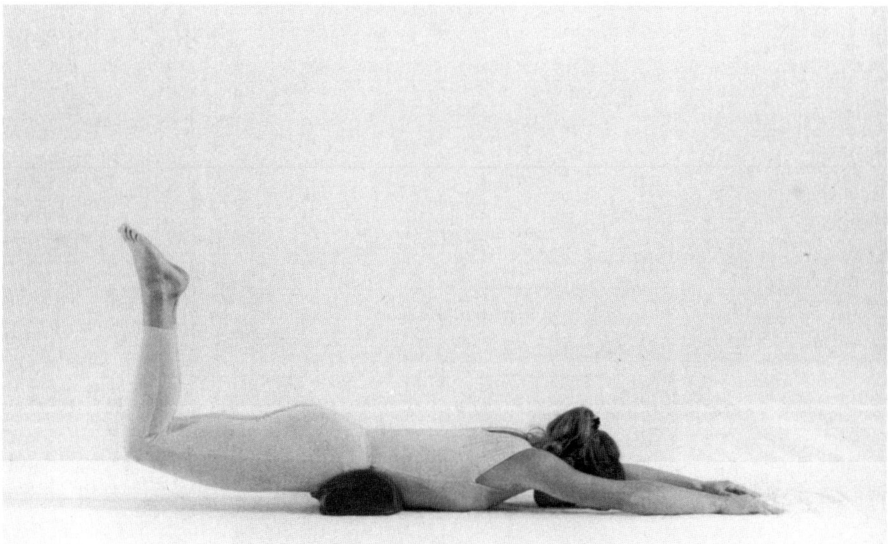

Abb. 54

Die im Kniegelenk gebeugten Beine werden nur wenige Zentimeter abgehoben.

In derselben Ausgangsposition bleiben die Beine gestreckt liegen und die Arme oder die Ellenbogen werden vom Boden gelöst. Der Blick bleibt, wie bei allen Übungen, zum Boden gerichtet.

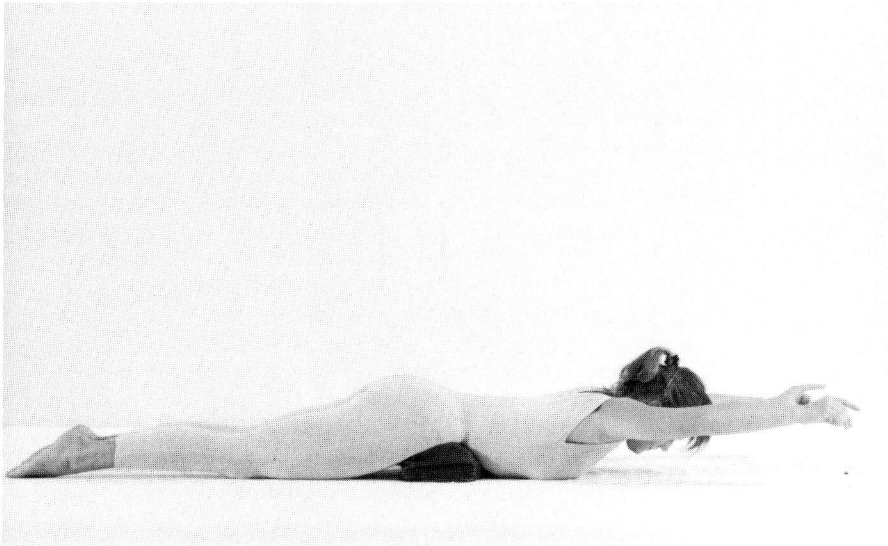

Abb. 55

Aus der Bauchlage mit unterlagertem Oberkörper werden die gestreckten Arme angehoben.

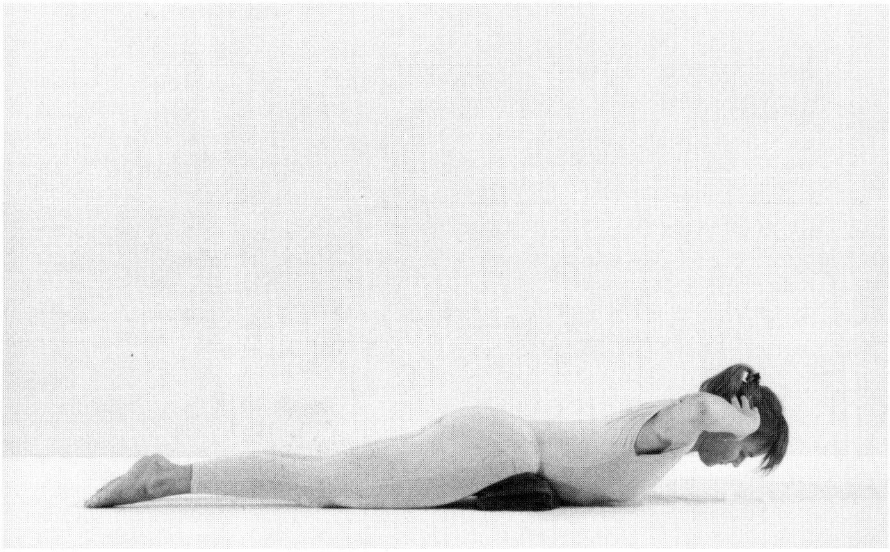

Abb. 56

Aus der Bauchlage mit unterlagertem Oberkörper werden die Ellenbogen nach oben geführt. Die Hände befinden sich in der Nackenhalte.

Abb. 57

Aus dem Fersensitz wird der Oberkörper auf die Oberschenkel abgelegt, die Hände stützen vor dem Kopf.

Abb. 58

Der Oberkörper wird bis zur Waagerechten angehoben.

57

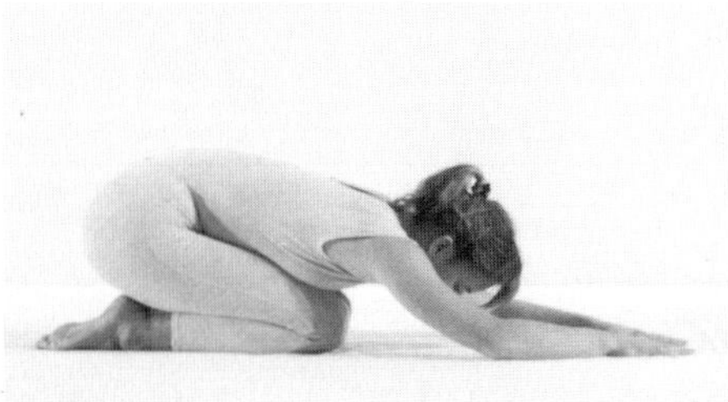

58

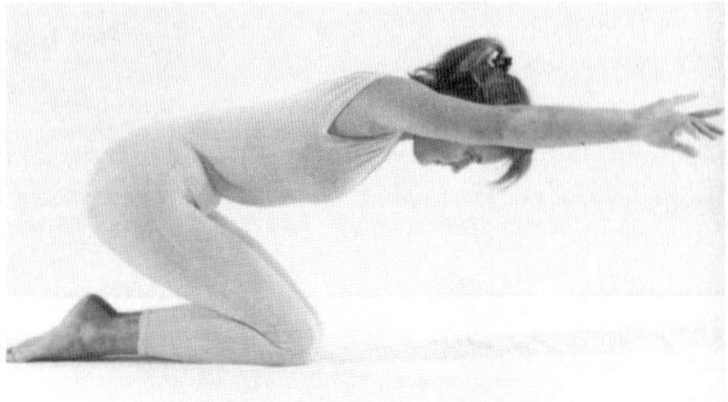

Fortgeschrittene Übungsform
Eine erschwerte Ausführungsform ergibt sich bei folgender Ausgangsstellung. Im Sitz auf den Fersen wird der Oberkörper auf die Oberschenkel abgelegt, die Hände stützen vor dem Kopf auf dem Boden. Mit dem Abheben des Oberkörpers werden die Arme als »gedachte Verlängerung der Wirbelsäule« ausgestreckt.

Partnerhilfe und Variation
Bei ungünstigen Körperproportionen kann die Endposition oft nicht gehalten werden. Hier ist wieder die Partnerhilfe angebracht.
Die Fußgelenke werden dabei von einem Partner fixiert, während der Oberkörper langsam abgesenkt wird. Die Übung soll nur bis zu dem Punkt ausgeführt werden, wo es noch gelingt, die Wirbelsäule gerade zu halten.
Diese Ausführungsform kann wie zuvor zusätzlich durch das Drehen des Oberkörpers variiert werden.

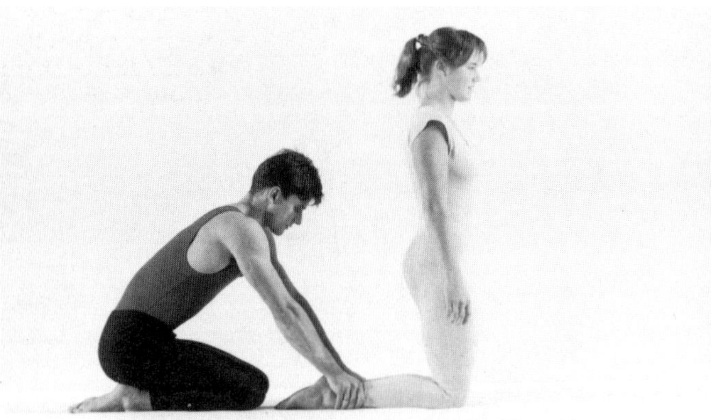

Abb. 59 Im Kniestand werden die Füße durch einen Partner fixiert.

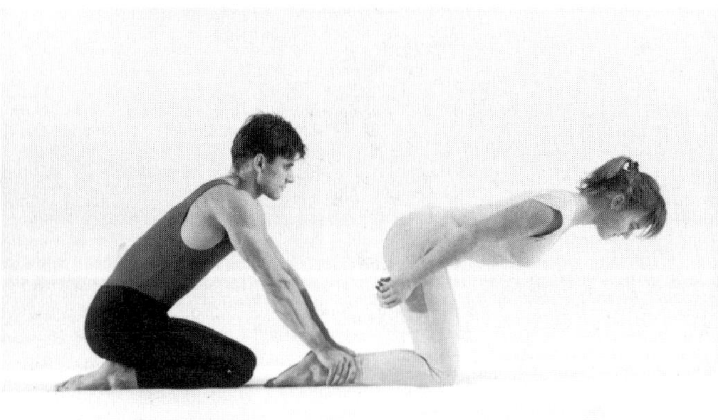

Abb. 60 Der Oberkörper wird bei gerade Wirbelsäule nach vorne abgesenkt.

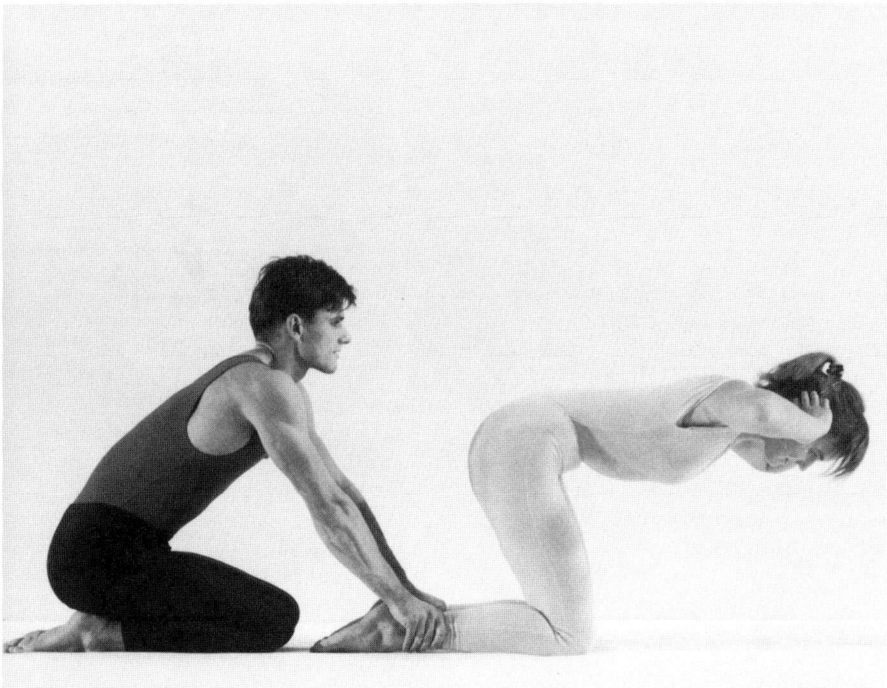

Abb. 61

Die erschwerte Ausführungsform erfolgt mit den Händen in der Nackenhalte.

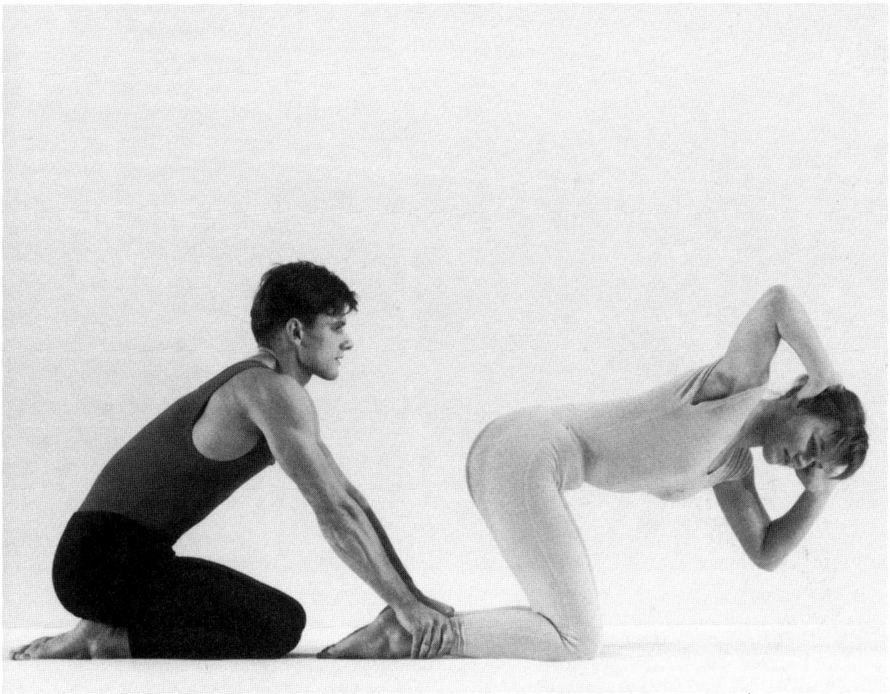

Abb. 62

Variation der Übung: Der Oberkörper wird im Wechsel rechts und links aufgedreht, der Kopf folgt der Bewegung.

Kann auf Grund von Kniebeschwerden die Ausgangsposition nicht eingenommen werden, so sollte die Bauchlage gewählt werden. Hierbei ist wieder zu beachten, daß die mögliche Ausweichbewegung einer »Hohlkreuzstellung« vermieden werden soll.

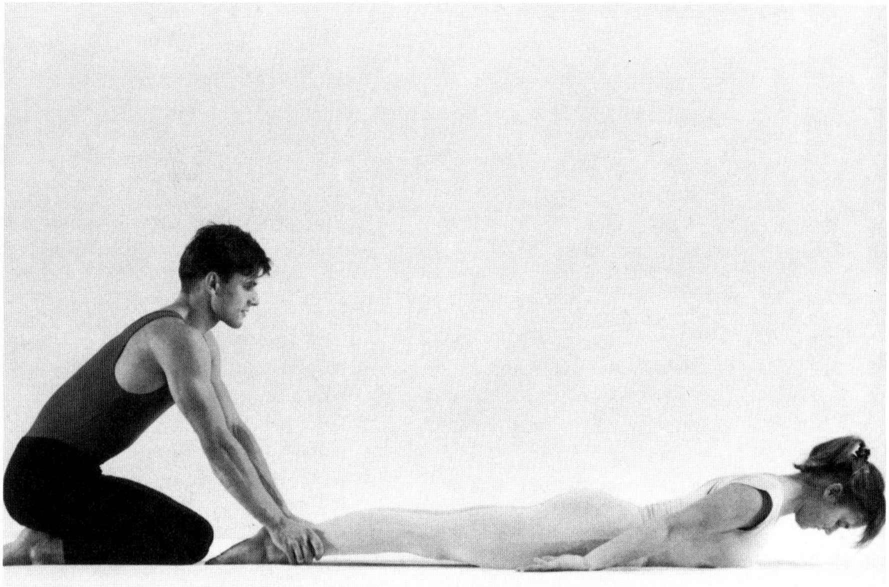

Abb. 63

In der Bauchlage werden die Füße durch einen Partner fixiert. Der Kopf und der Schultergürtel werden nur wenig vom Boden gelöst. Mit dem Blick zum Boden wird der Hals lang gestreckt.

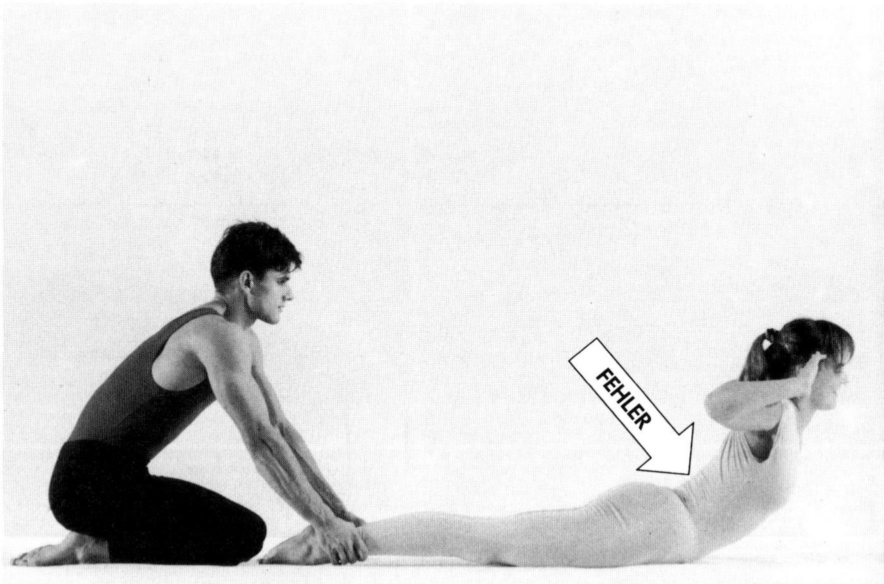

Abb. 64

Fehlerbild: Bei dieser Übung kommt es zu einer Überstreckung der Lendenwirbelsäule mit einer möglichen Fehlbelastung.

Übung

Eine besser gesicherte Ausgangsstellung kann erreicht werden, wenn ein Bein seitlich am Körper in Knie- und Hüftbeugung gezogen wird. Diese Position soll jedoch bequem sein, so daß in der Pause zwischen zwei Wiederholungen einer Übung eine kurze Entspannung möglich ist. Die Variationen erfolgen wie bei den letzten Übungen.

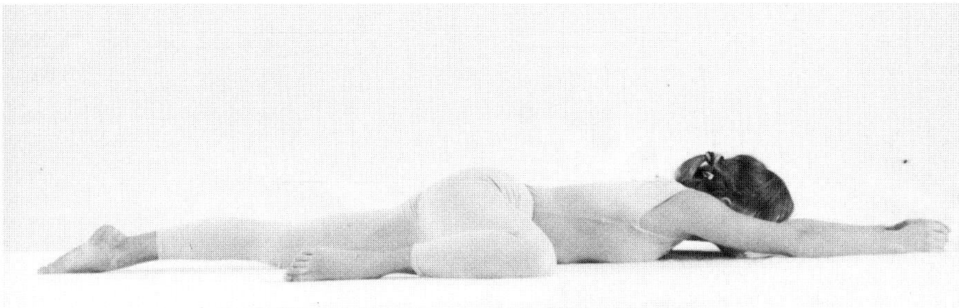

Abb. 65

In der Bauchlage wird ein Bein seitlich am Körper angebeugt. Die Arme liegen schulterbreit über dem Kopf auf dem Boden.

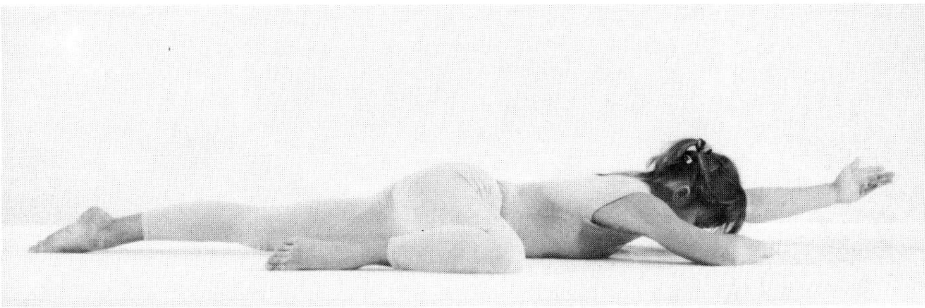

Abb. 66

Während ein Arm kräftig in den Boden drückt, wird der andere gestreckt abgehoben. Der Blick bleibt zum Boden gerichtet.

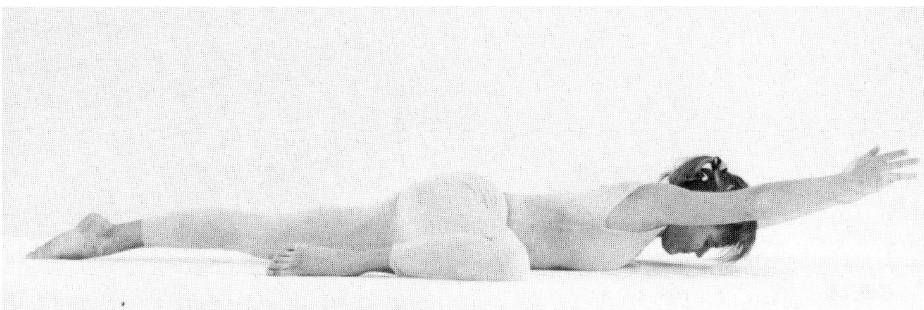

Abb. 67

Beide Arme werden zugleich vom Boden gelöst und bis auf die Schulterebene angehoben. Der Blick bleibt zum Boden gerichtet.

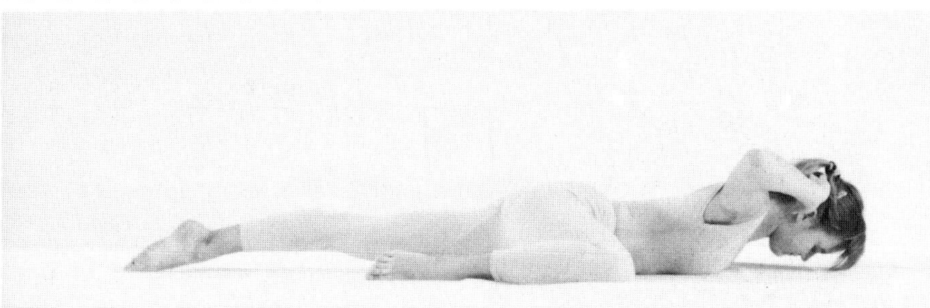

Abb. 68

In der erschwerten Ausführungsform werden die Hände in Nakkenhalte gebracht und die Ellenbogen nach oben geführt. Der Blick bleibt zum Boden gerichtet.

Mobilisation der Wirbelsäule

Eine wieder mehr mobilisierende als kräftigende Übung stellt das folgende Beispiel dar.
Im Fersensitz wird der Oberkörper auf die Oberschenkel abgelegt, die Hände werden weit vor dem Kopf aufgestützt. Während eine Hand kräftig in den Boden drückt, löst sich die andere und wird bei gestrecktem Arm in Richtung der Decke geführt.
Der Blick ist in die Handfläche gerichtet und der Kopf dreht sich mit dem Anheben des Armes so weit wie möglich. Die Spannung der Gegenseite soll während der gesamten Bewegung aufrecht erhalten bleiben.

Abb. 69

Aus dem Fersensitz wird der Oberkörper abgesenkt, bis er auf den Oberschenkeln aufliegt. Die Arme sind gestreckt über dem Kopf, die Handflächen liegen auf.

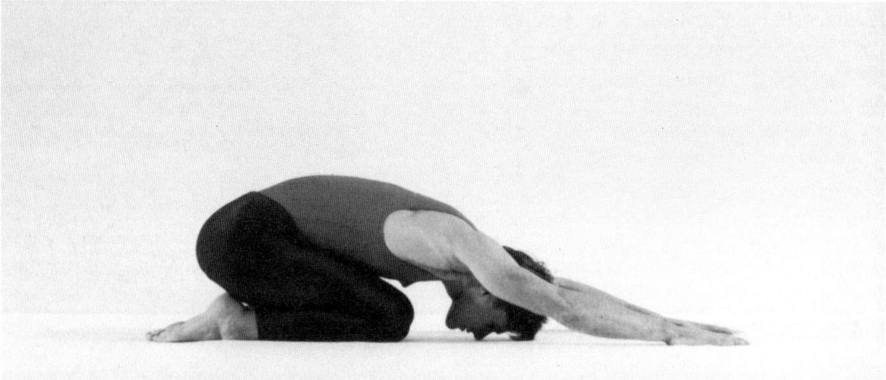

Abb. 70

Während eine Hand in den Boden drückt, wird die andere mit der Handfläche nach oben in Richtung der Decke geführt. Der Oberkörper sollte sich nur wenig von den Oberschenkeln lösen.

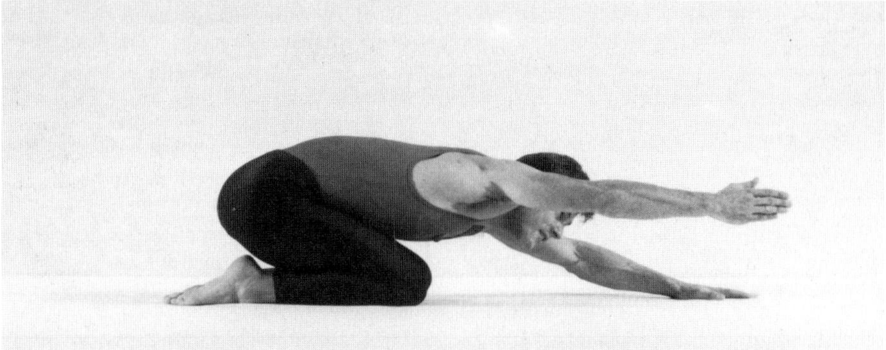

Abb. 71

Variation der Übung: Der Blick ist in die Handfläche des angehobenen Armes gerichtet, der Kopf folgt der Bewegung.

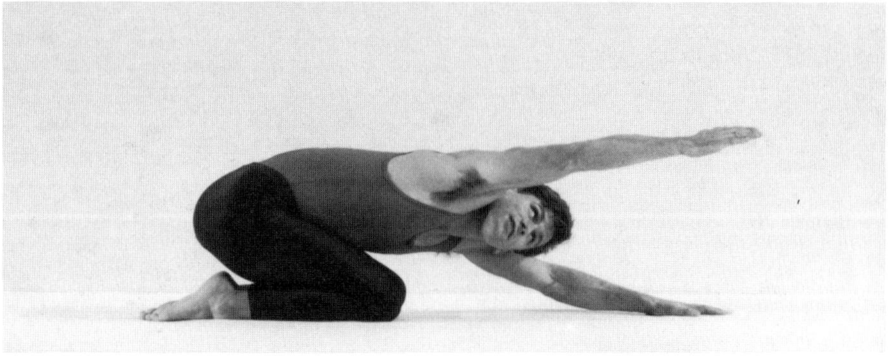

Kräftigung der becken- und rumpfstabilisierenden Muskulatur

Mit den folgenden Übungen werden Muskelgruppen angesprochen, die häufig vernachlässigt werden. Sie sind jedoch für eine Becken- und Rumpfstabilisation genauso wichtig wie die Bauch- und Rückenmuskeln. Bei einigen Übungen kommt es bisweilen zu einer verstärkten Krampfbereitschaft der beteiligten Muskulatur. In diesem Fall ist die Übung abzubrechen und am gleichen Tag nicht mehr zu wiederholen. Erfahrungsgemäß verschwindet dieses Phänomen mit fortschreitender Übungserfahrung. Ist dies nicht der Fall, so sollten die Ursachen für den Muskelkrampf von einem Fachmann (Hausarzt) abgeklärt werden!
Wie bei den Rückenmuskelkräftigungen kommt es wieder darauf an, keine Ausweichbewegungen zuzulassen. Diese sind jeweils gesondert beschrieben.

Übung

In der Seitlage bei geschlossenen Beinen wird eine Hand vor dem Oberkörper aufgestützt. Der obere Arm kann so den Rumpf stabilisieren. Das obenliegende Bein wird nicht mehr als ca. 40 Grad abgespreizt. Das untere Bein wird nachgeführt und möglichst dicht an das andere herangeführt. Dabei darf das Becken nicht rückdrehen, so wie in dem Fehlerbild gut erkennbar ist. Bereitet die Übung anfänglich Schwierigkeiten, so soll das obere Bein weniger weit abgespreizt werden. Gelingt mit der Zeit eine sichere Ausführung, kann die stützende Hand weggelassen werden.

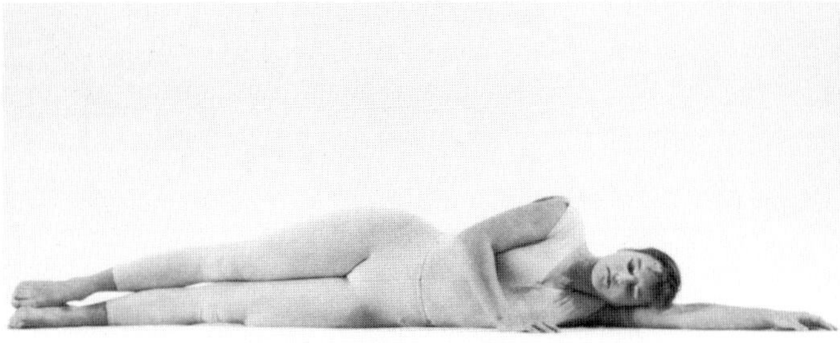
72

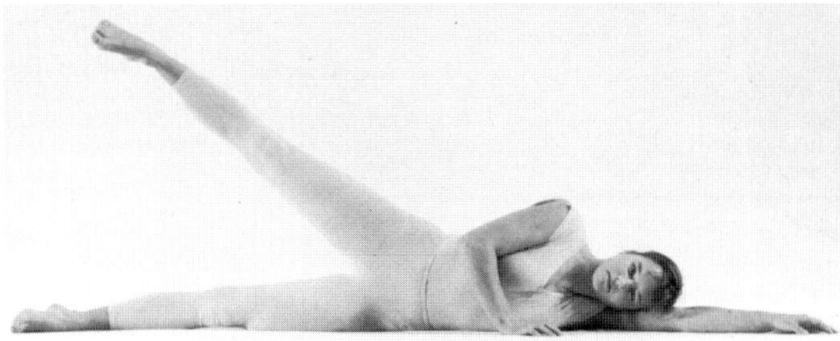
73

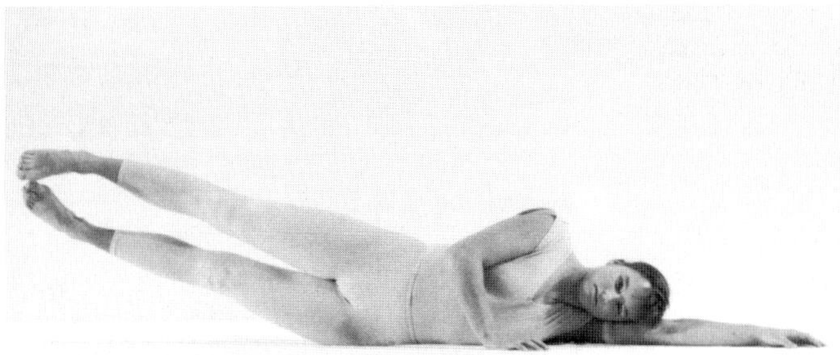
74

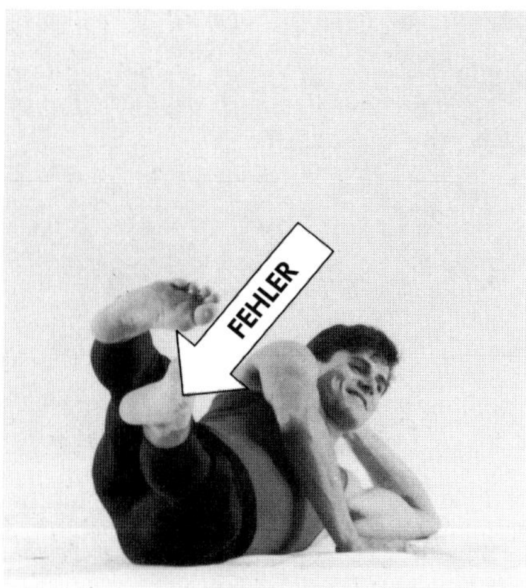

Abb. 75 **Fehlerbild:** Die obenliegende Beckenhälfte dreht weg, die Position kann nicht stabilisiert werden.

Abb. 72

In der Seitlage wird der Körper auf eine Gerade gebracht. Die obere Hand stützt vor dem Oberkörper.

Abb. 73

Das obenliegende Bein wird abgespreizt.

Abb. 74

Das untenliegende Bein wird nachgeführt und möglichst dicht zum oberen angehoben.

Partnerhilfe

Bei dieser Übung hat der Partner wiederum die Aufgabe, die Ausgangsposition zu sichern.

In der Seitlage werden die Beine in leichte Schrittstellung gebracht, das Kniegelenk des vorgestellten Beines ist ein wenig gebeugt. Aus dieser Stellung erfolgt das Aufrichten über die Seitneige. Es ist kein großer Bewegungsausschlag möglich und zur korrekten Ausführung der Übung auch nicht notwendig.

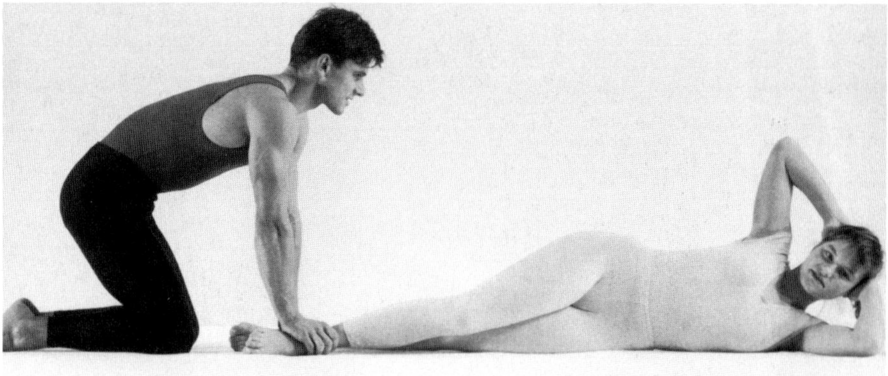

Abb. 76

In der Seitlage werden beide Beine in eine leichte Schrittstellung gebracht und die Füße durch einen Partner fixiert, die Hände sind in Nackenhalte.

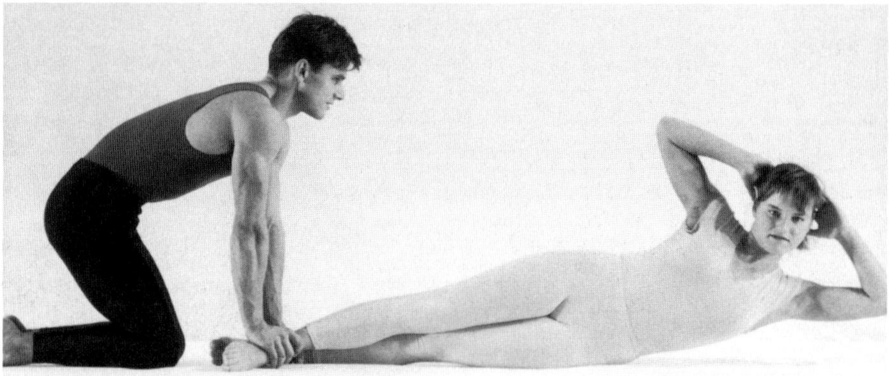

Abb. 77

Der Oberkörper wird über die Seitneige aufgerichtet.

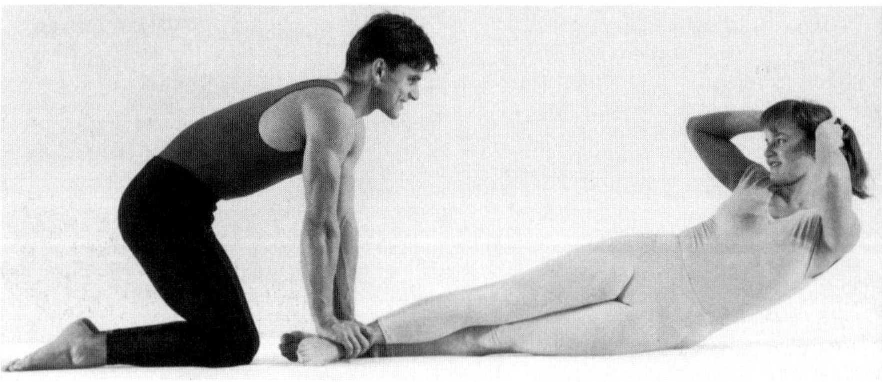

Abb. 78

Variation der Übung: Die untere Schulter wird aufgedreht, der Partner angesehen.

Fortgeschrittene Belastungsform und Variation
Die Abbildungen zeigen bereits die schwierigere Ausführungsform mit den Händen in der Nackenhalte. Werden die Arme parallel am Körper gehalten, fällt die Übung entsprechend leichter. Eine Variation der Übung ist durch das Drehen des Oberkörpers möglich, »der Partner wird angesehen«.

Achtung: Ein **Fehler** wäre das Rückdrehen des Beckens, wobei es zum Aufrichten über die Hüftbeuge kommt und somit nicht zur Beanspruchung der gewünschten Muskelgruppe.

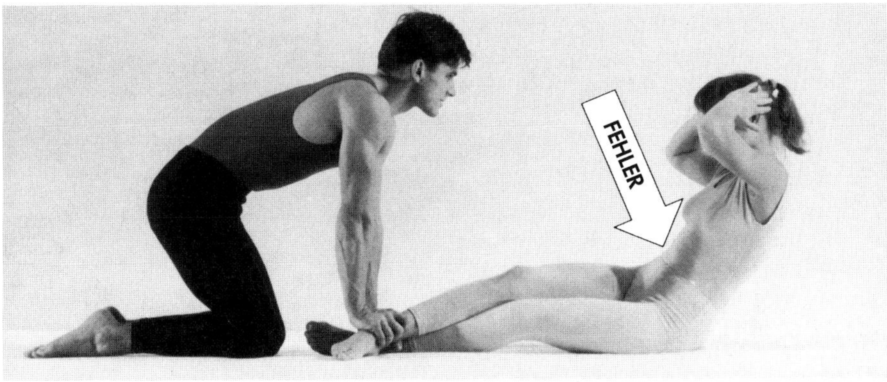

Abb. 79

Fehlerbild: Die obere Beckenhälfte dreht weg, die Position kann nicht stabilisiert werden.

Übung
In der Seitlage wird der Oberkörper durch den aufliegenden Unterarm gestützt. Der Ellenbogen sollte sich dabei unter dem Schultergelenk befinden. Die Hand des oberen Armes kann vor dem Brustkorb aufgestützt werden und beim Abheben des Beckens das Gleichgewicht sichern. Der ganze Körper sollte sich auf einer Linie befinden und »wie ein Brett« gespannt sein.

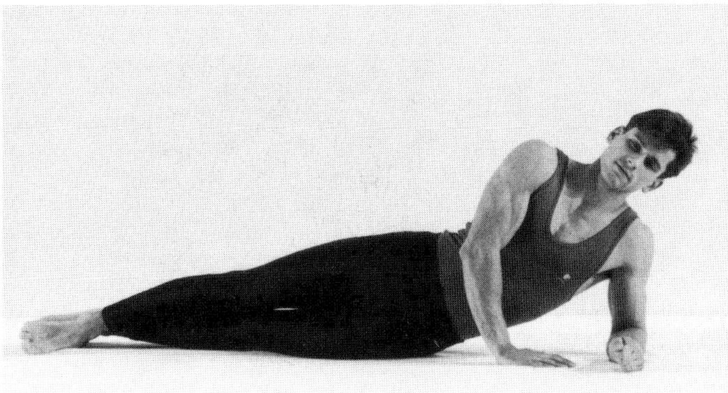

Abb. 80

Im Seitstütz auf dem Unterarm wird eine Hand vor dem Oberkörper auf den Boden gesetzt.

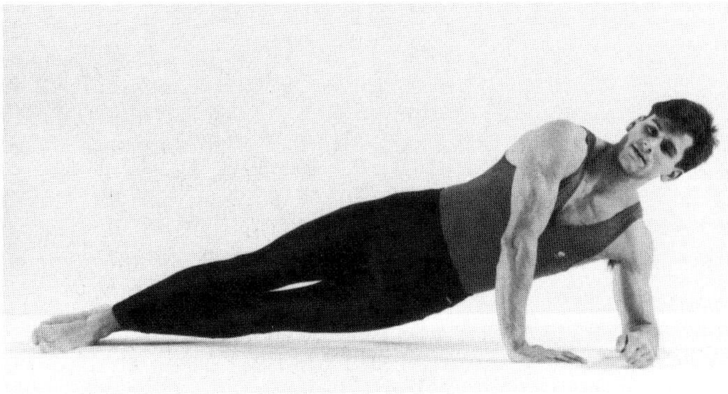

Abb. 81 Das Becken wird abgehoben, bis sich der Körper auf einer Geraden befindet. Die aufgesetzte Hand kann die Bewegung unterstützen.

Fortgeschrittene Belastungsform

Bei guter Ausgangskraft kann die Stützhilfe des oberen Armes entfallen, bei sehr guter Stabilisationsfähigkeit auch das obenliegende Bein abgehoben werden.

In jeder Ausführungsform ist jedoch darauf zu achten, daß die obere Beckenhälfte nicht rückdreht.

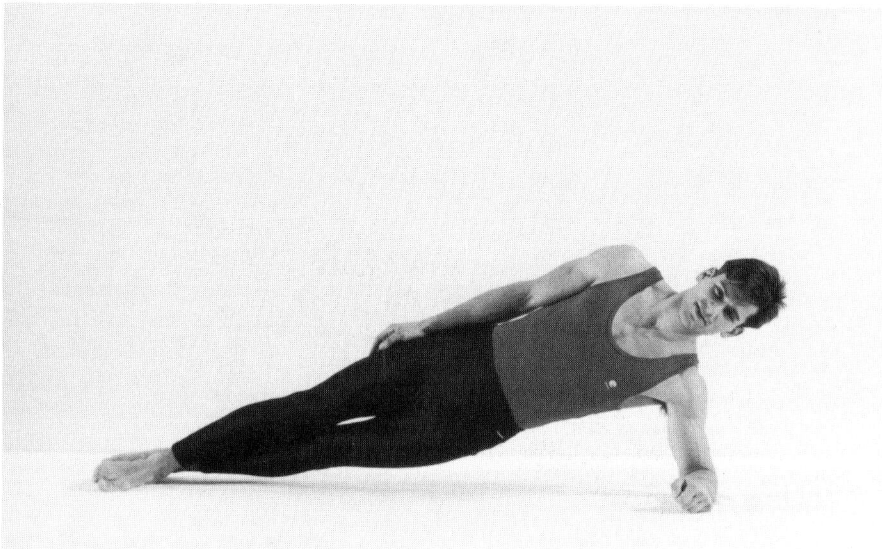

Abb. 82

Ohne die stützende Hand wird die Übung erschwert.

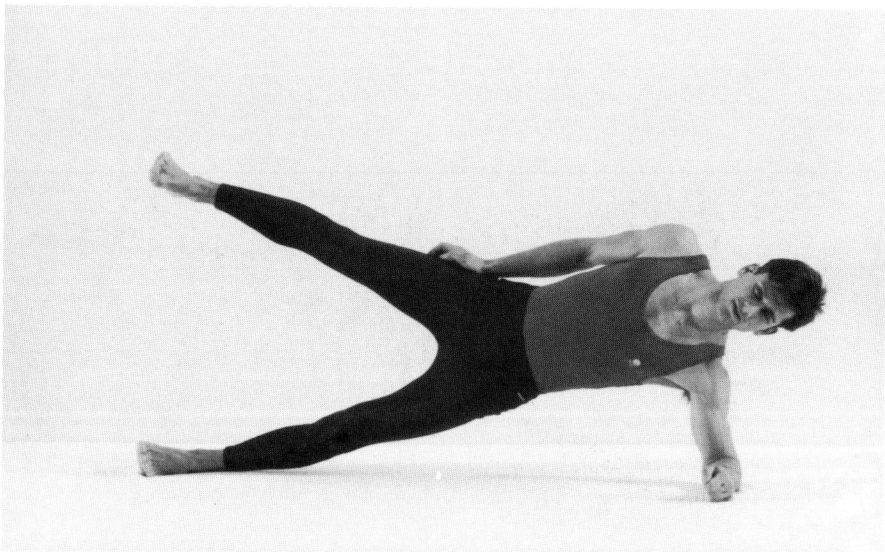

Abb. 83

Durch das Abheben des oberen Beines kann die Übung nochmals erschwert werden.

Variation
Die Übung kann nochmals verändert werden, indem die Handfläche aufgestützt wird, was jedoch nur bei stabilen Handgelenken empfohlen wird. Dabei ist auf eine leichte Ellenbogenbeuge zu achten, damit das Ellenbogengelenk durch eine Muskelspannung gesichert wird.

Vorsicht: Bei durchgestrecktem oder überstrecktem Ellbogen entfällt die aktive Sicherung durch die Muskulatur. Die Gelenke werden nur durch die Bänder gehalten.

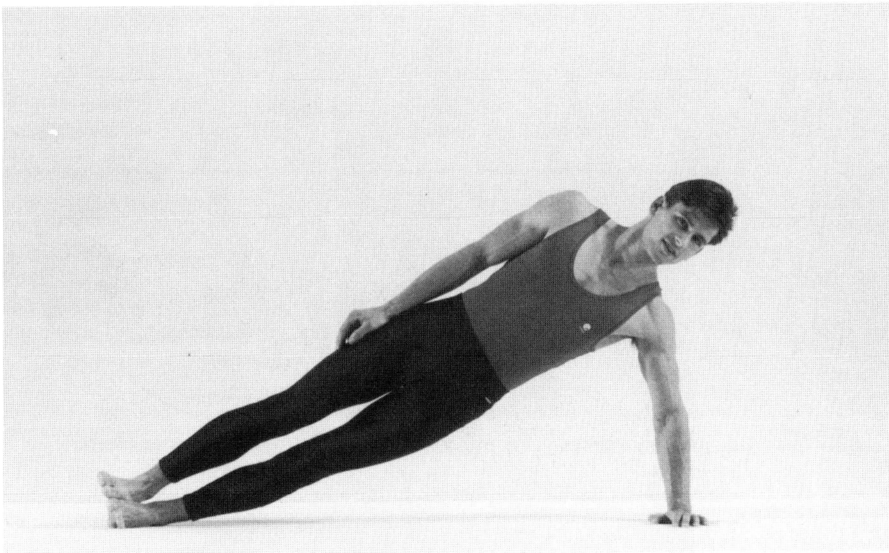

Abb. 84

Im Seitstütz auf einer Hand wird der Körper auf eine Gerade gebracht. Der Ellenbogen des Stützarmes ist leicht gebeugt.

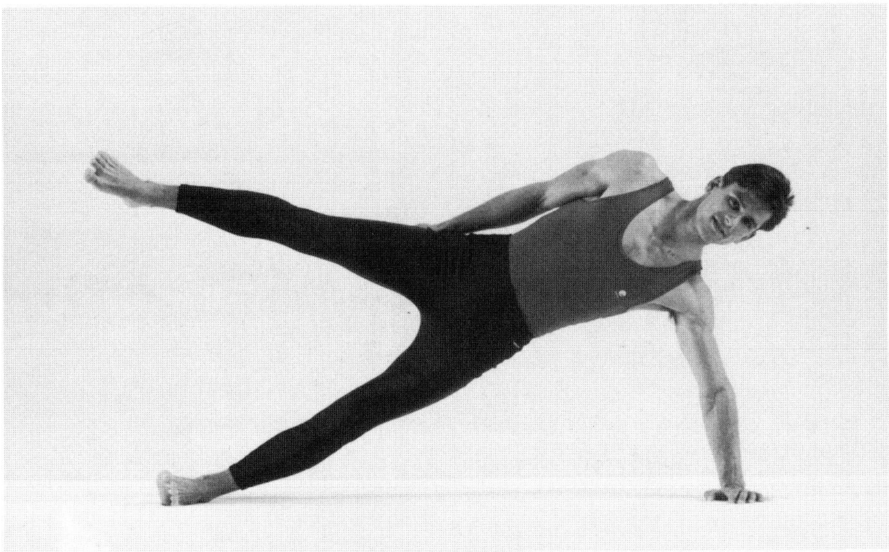

Abb. 85

In der erschwerten Ausführungsform wird das obere Bein abgehoben.

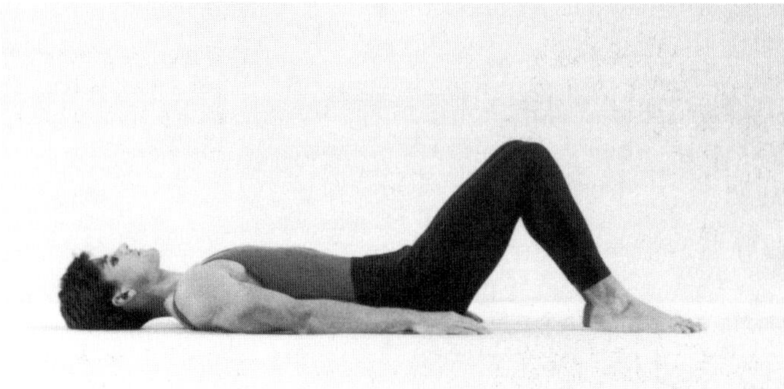

86

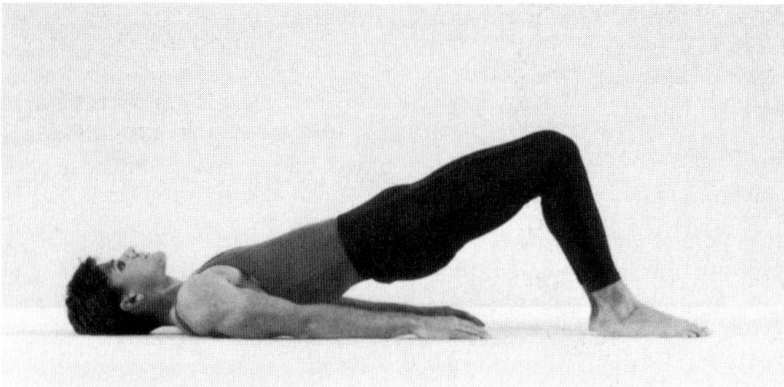

87

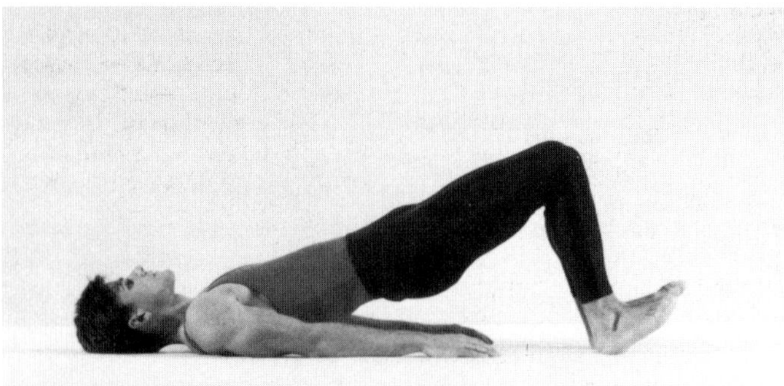

88

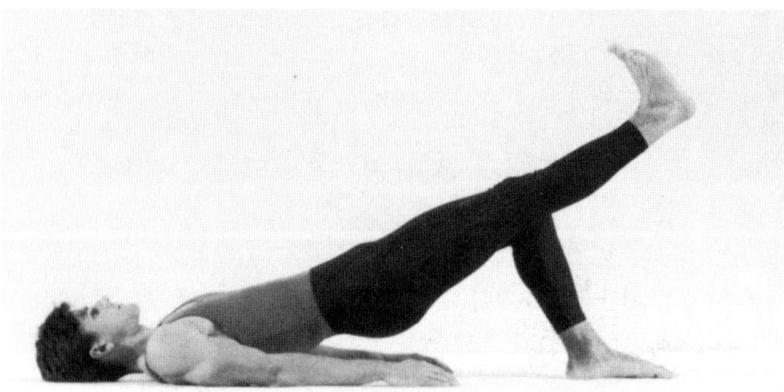

89

Übung

Eine weitere auf die Becken- und Rumpfmuskulatur wirkende Übung beginnt aus der Rückenlage. Beide Beine sind angestellt, die Hände liegen neben dem Gesäß. Zunächst wird die Lendenwirbelsäule mit Hilfe der Bauchmuskelspannung gegen den Boden gedrückt. Danach erfolgt das Abheben des Beckens, bis die Oberschenkel und der Oberkörper eine Linie bilden. Durch das kräftige Anziehen der Zehenspitzen in Richtung der Schienbeine kann die Spannung verstärkt werden.

Abb. 86 In der Rückenlage bei angestellten Beinen liegen die Hände neben dem Gesäß.

Abb. 87 Das Becken wird bis auf die gerade Verlängerung der Oberschenkel und des Oberkörpers angehoben.

Abb. 88 In der angehobenen Position werden die Zehenspitzen beider Füße kräftig angezogen.

Fortgeschrittene Belastungsform

Wird zusätzlich noch ein Bein angehoben, das ebenfalls auf die gerade Verlängerung von Oberkörper und Oberschenkel gebracht wird, wirkt die Übung noch intensiver. Dabei ist jedoch wieder die mögliche Ausweichbewegung, das Absinken der Hüfte des gestreckten Beines, zu beachten.

Abb. 89 Ein Bein wird auf die gerade Verlängerung des Oberkörpers angehoben, die Zehenspitzen werden kräftig angezogen und die Ferse weit vom Körper geschoben.

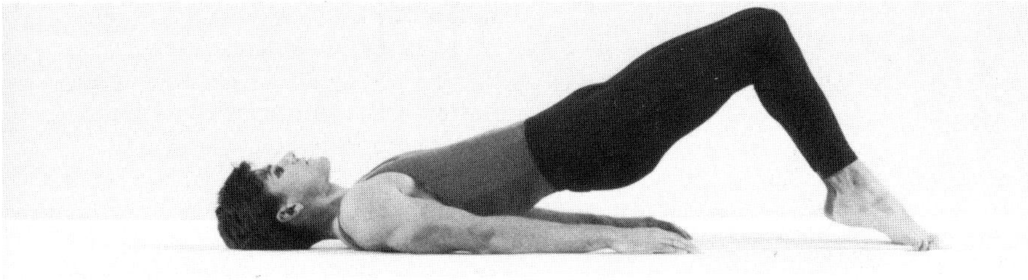

Abb. 90

In der angehobenen Position werden die Zehenspitzen aufgestellt.

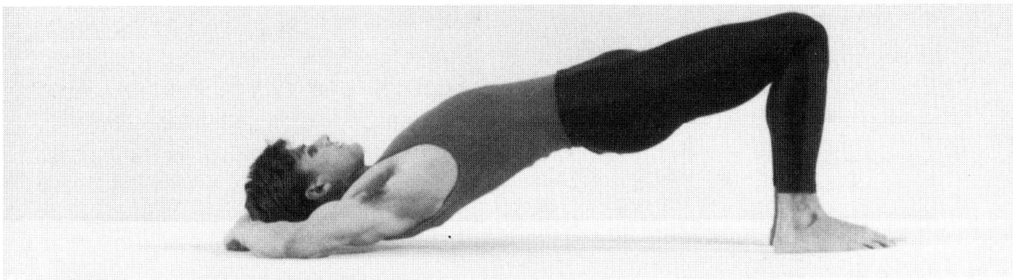

Abb. 91

In der angehobenen Position mit flach gestellten Füßen werden beide Arme über dem Kopf abgelegt. Die Ellenbogen drükken kräftig in den Boden.

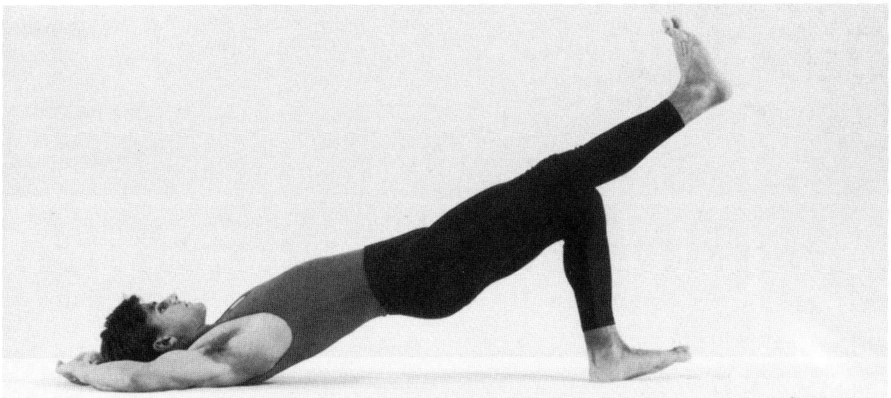

Abb. 92

Ein Bein wird auf die gerade Verlängerung des Oberkörpers angehoben. Die Zehenspitzen beider Füße werden kräftig angezogen.

Variation
Anstatt die Zehenspitzen in Richtung der Schienbeine zu ziehen, können diese auch aufgestellt werden. Dabei kommt es zu einer intensiven Anspannung der kleinen Fußmuskulatur. Diese Muskelgruppe wird im Alltagsgebrauch häufig unterfordert und ist bei dieser Übung schnell überlastet, was sich in einer verstärkten Krampfbereitschaft äußert. Nach kurzem Übungsfortschritt verschwindet dies jedoch erfahrungsgemäß (vgl. hierzu S. 41).
Eine weitere Variation der Übung ergibt sich, wenn die Arme über dem Kopf abgelegt werden. In der Stützposition auf beiden Beinen oder auch in der erschwerten Form auf einem Bein sollen die Unterarme und Ellenbogen dabei fest in den Boden gedrückt werden.

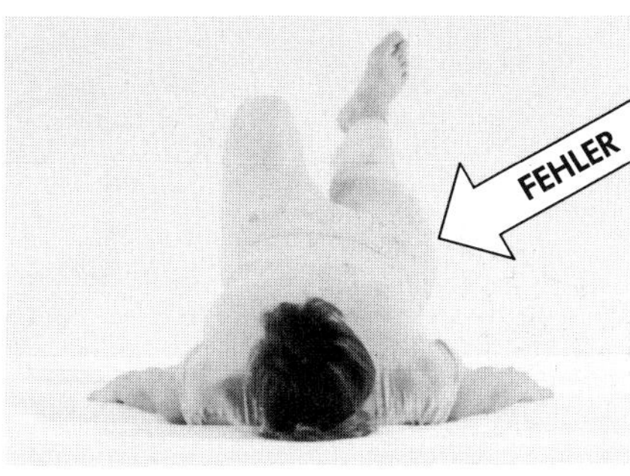

Abb. 93

Fehlerbild: Es kommt zum Absinken einer Beckenhälfte.

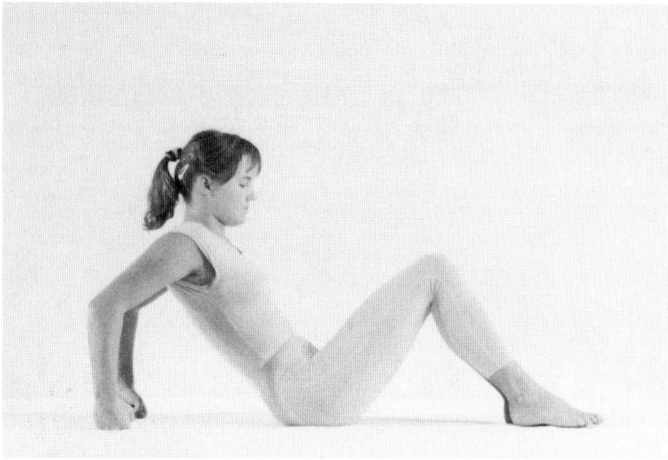
94

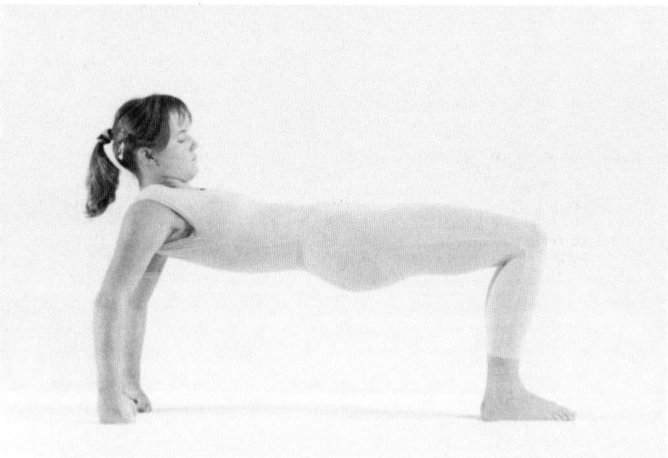
95

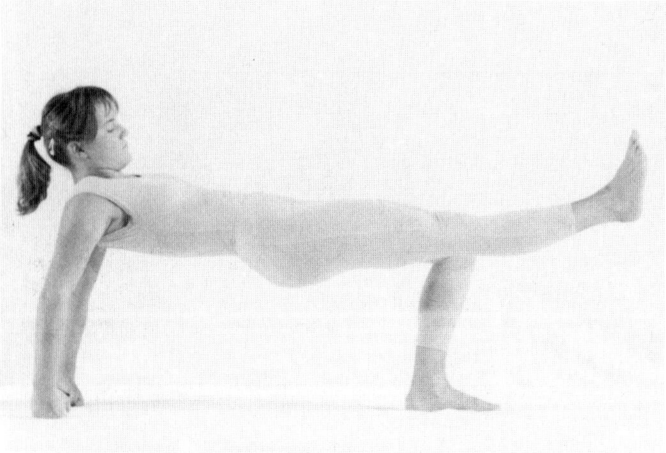
96

Übung

Für die folgende Übung ist eine sehr gute Stabilisationsfähigkeit und somit die sichere Beherrschung der vorangegangenen Übungen notwendig.

Fortgeschrittene Belastungsform

Im Sitz bei angestellten Beinen werden die Fäuste aufgestützt, die Ellenbogen sind leicht gebeugt. Das Becken wird abgehoben und soweit nach oben geführt, bis die Oberschenkel mit dem Oberkörper eine Gerade bilden. Dabei sollten die Ellenbogen weiter leicht gebeugt bleiben und der Rumpf nicht zwischen den stützenden Armen absinken.

Noch höhere Stabilität wird verlangt, wenn ähnlich wie zuvor ein Bein auf die gerade Verlängerung des Oberkörpers angehoben wird.

Diese schwierige Übung sollte nur von sportlich Ambitionierten angestrebt werden.

Abb. 94 Im Sitz bei angestellten Beinen werden die zu Fäusten geballten Hände aufgesetzt, die Ellenbogen sind leicht gebeugt.

Abb. 95 Das Becken wird angehoben bis sich der Oberkörper und die Oberschenkel auf einer Geraden befinden. Die Ellenbogen bleiben leicht gebeugt.

Abb. 96 Ein Bein wird auf die gerade Verlängerung des Oberkörpers angehoben, die Zehenspitzen kräftig angezogen.

Kräftigung der schultergürtel- und rumpfstabilisierenden Muskulatur

Der Schultergürtel wurde bereits bei einigen der voranstehenden Übungen belastet.
Die Übungsformen der nächsten Seiten zeigen hierzu nochmals verschiedene Möglichkeiten in unterschiedlichen Schwierigkeitsgraden und den entsprechenden Variationsmöglichkeiten auf.
Zuvor soll jedoch die Prüfung der Stabilisationsfähigkeit des Schultergürtels beschrieben werden. Zeigen sich hierbei Schwächen, so ist gemäß den auf Seite 14 gemachten Hinweisen mit den einfachen Formen zu beginnen.

Prüfung der Stabilisationsfähigkeit des Schultergürtels

Die Haltekraft der schulterblattstabilisierenden Muskulatur ist häufig vermindert. Die vorgeschlagene Prüfung kann hier einen groben Überblick vermitteln.

Test (Abb. 97): In der »Bankstellung« werden die Unterarme schulterbreit aufgestützt. Bei angespannter Bauchmuskulatur wird das Rumpfgewicht langsam über die Unterstützungsfläche der Unterarme verlagert. Dabei sollte die Wirbelsäule gerade gehalten werden, und der Rumpf nicht zwischen den Armen einsinken (vgl. Abb. 98). Bei mangelnder Stabilität kann es nach einigen Sekunden Haltedauer zum ein- oder beidseitigen Abweichen der Schulterblätter kommen oder zusätzlich zum Absinken des Rumpfes zwischen den Oberarmen.

Anmerkung: Auch diese Prüfung kann zusätzlich als Kräftigungsmöglichkeit für die betreffenden Muskelgruppen verwendet werden.

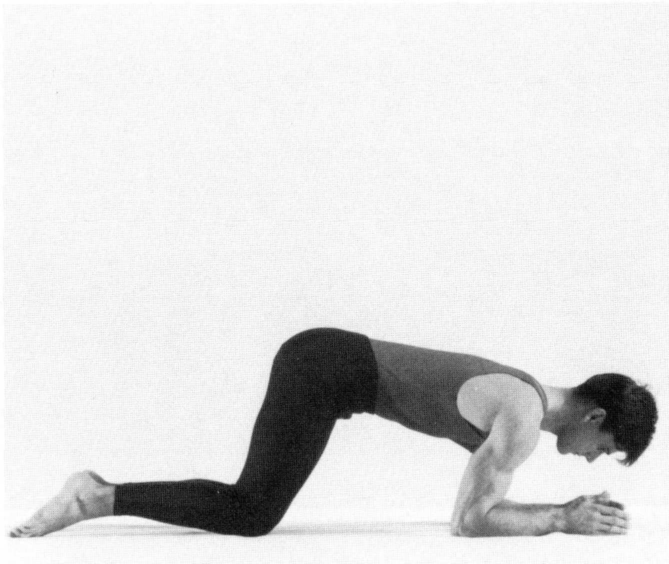

Abb. 97 **Stabilisationsfähigkeit des Schultergürtels**
Im Stütz auf den Unterschenkeln und den Unterarmen wird das Rumpfgewicht langsam nach vorne verlagert.
Die Wirbelsäule soll möglichst gerade gehalten werden, der Oberkörper darf nicht zwischen den stützenden Armen einsinken.

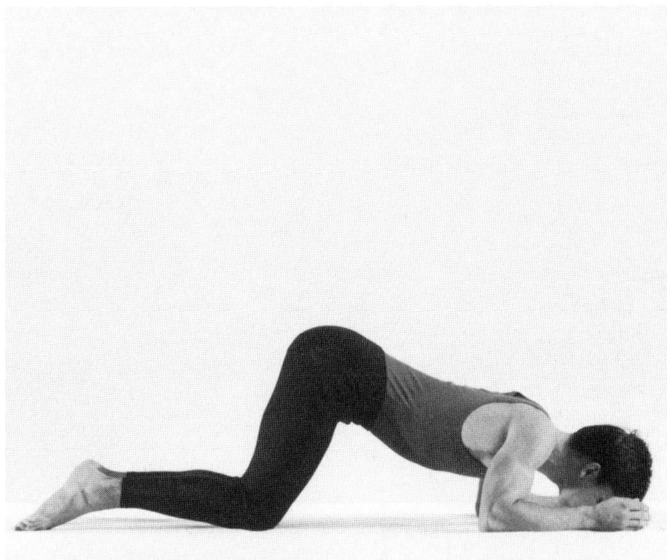

Abb. 98 **Mangelnde Stabilisationsfähigkeit des Schultergürtels**
Nach kurzer Zeit wird die stabile Position aufgegeben. Die Wirbelsäule und der Rumpf sinken in eine Ausweichposition.

Übung

Eine sehr gut dosierbare Belastung für die Muskulatur des Schultergürtels erfolgt aus der »Bankstellung«. Dabei kann entweder auf den Handflächen oder bei labilen Handgelenken auch auf den Fäusten gestützt werden. Die Hände befinden sich dabei grundsätzlich unter den Schultergelenken. Die Knie sind in dieser Ausgangsposition etwa hüftbreit auseinandergesetzt, die Füße entweder mit den Fußrücken oder den Zehenspitzen aufgestellt.

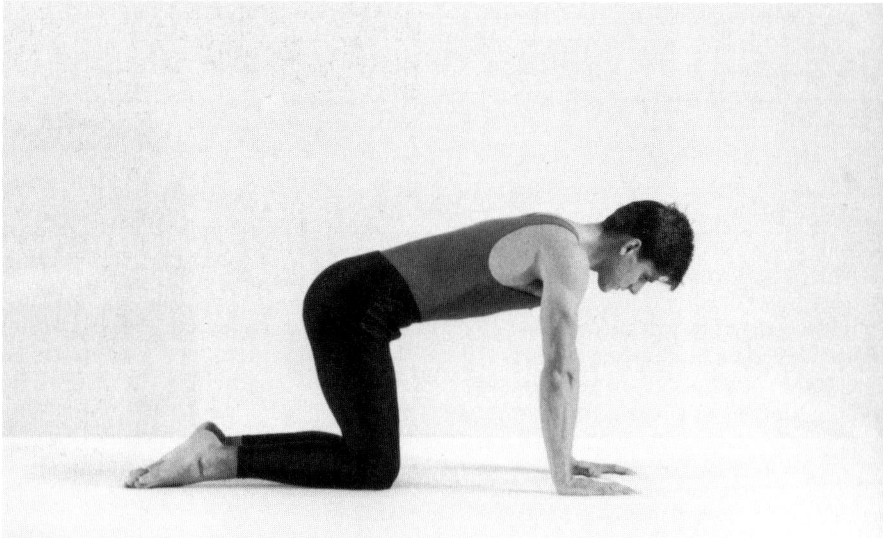

Abb. 99

Im Stütz auf den Fußrücken, den Kniegelenken und den Händen bleiben die Ellenbogen leicht gebeugt. Die Wirbelsäule ist möglichst gerade.

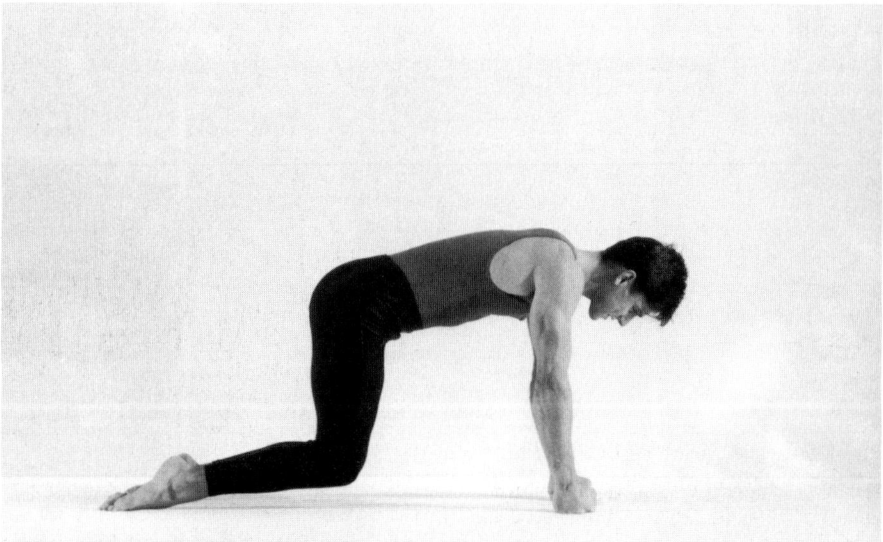

Abb. 100

Durch den Druck der Fußrücken gegen den Boden werden die Kniegelenke entlastet und leicht angehoben. Die Ellenbogen bleiben leicht gebeugt.

Die Übung beginnt, indem die Kniegelenke durch den kräftigen Druck der Füße gegen den Boden entlastet werden. Dabei genügen wenige Zentimeter Abstand zwischen den Knien und der Unterstützungsfläche. Die Ellenbogen bleiben, wie bei allen Stützübungen, leicht gebeugt.

Die Dosierung der Übung erfolgt durch unterschiedliche Verlagerung des Gewichtes über die stützenden Hände. Die individuelle Belastungsgrenze ist erreicht, wenn der Schultergürtel zwischen den stützenden Armen durchzusinken beginnt.

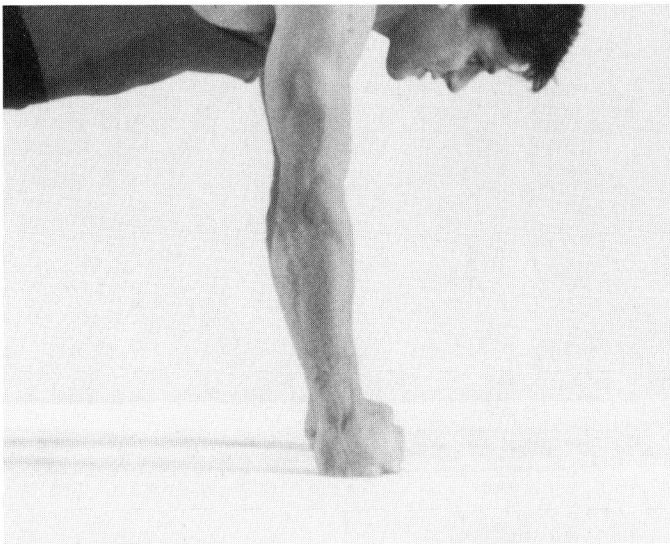

Abb. 101 Bei labilen Handgelenken sollte vom Stütz auf den Handflächen in den Fauststütz gewechselt werden.

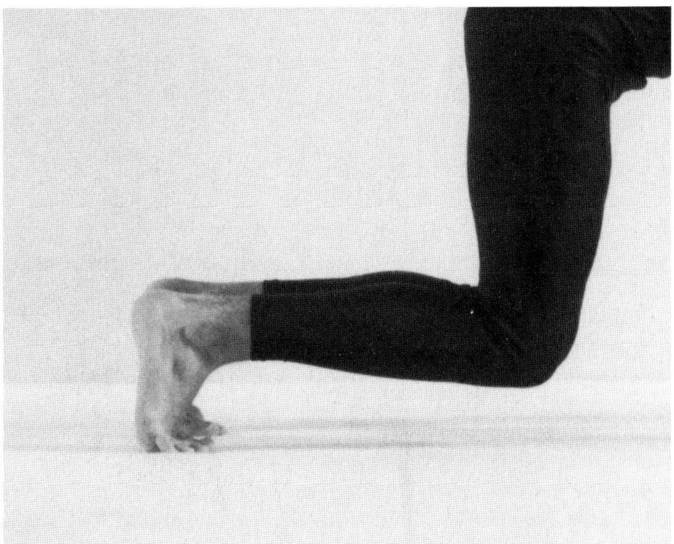

Abb. 102 Bei Beschwerden in den Sprunggelenken sollte vom Stütz auf den Fußrücken in den Zehenstütz gewechselt werden.

Abb. 103

In der erschwerten Ausführungsform wird ein Fuß vom Boden gelöst.

Fortgeschrittene Belastungsform

Gelingt es mühelos, auch über mehrere Sekunden eine Position zu halten, in der sich der Oberkörper weit vorne über den Händen befindet, sollte die Unterstützungsfläche verringert werden. Dies kann durch Abheben eines Beines, eines Armes, oder eines Beines und dem diagonal zugehörigen Arm geschehen (Abb. 103 und 104).

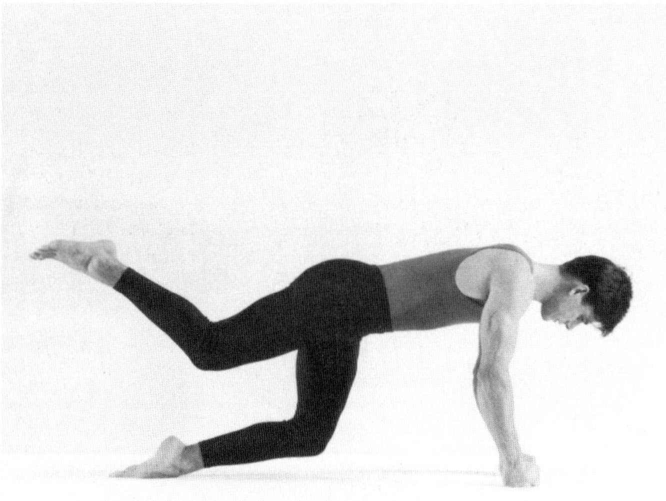

Weitere Belastungssteigerung

Die klassische »Liegestütz« kann sehr gut in der Reihe der schultergürtelstabilisierenden Übungsformen verwendet werden. Auch hier ist es oft notwendig, die Übungen der voranstehenden Seiten als Grundlage zu benutzen, wenn die geforderte Endposition nicht korrekt gehalten werden kann.
Eine weitere Vorübung ist der Stütz auf den Unterarmen (Abb. 105). Dabei sollte der Körper so gespannt werden können, daß es zu keinem Durchsinken der Lendenwirbelsäule und des Rumpfes zwischen den Oberarmen kommt (Abb. 106). Die Füße können dabei wieder mit den Fußrücken oder den Zehenspitzen aufgesetzt werden.

Achtung: Soll zusätzlich ein Bein vom Boden gelöst werden, darf dies nicht zu der im **Fehlerbild** dargestellten Ausweichbewegung führen (Abb. 108), da diese für die Lendenwirbelsäule wiederum eine Überstreckung darstellt.

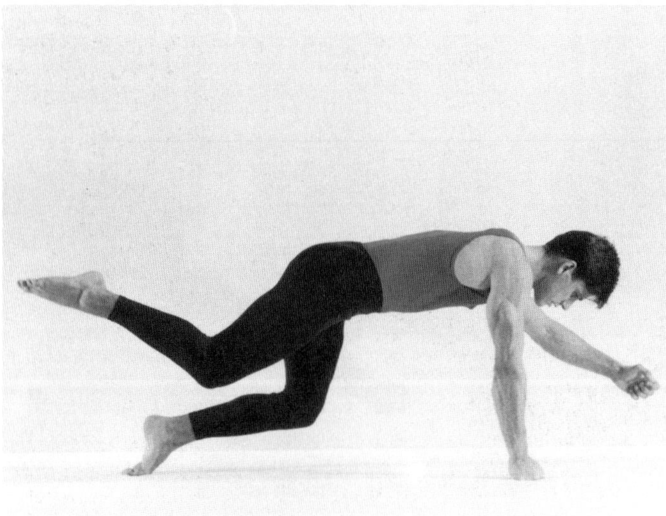

Abb. 104 Eine weitere Steigerung ergibt sich, indem zusätzlich eine Hand vom Boden gelöst wird.

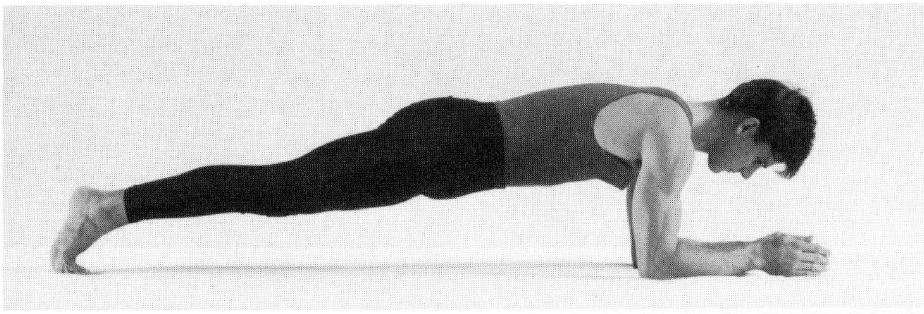

Abb. 105

In der Liegestützposition auf den Unterarmen wird der Körper »wie ein Brett« gespannt.

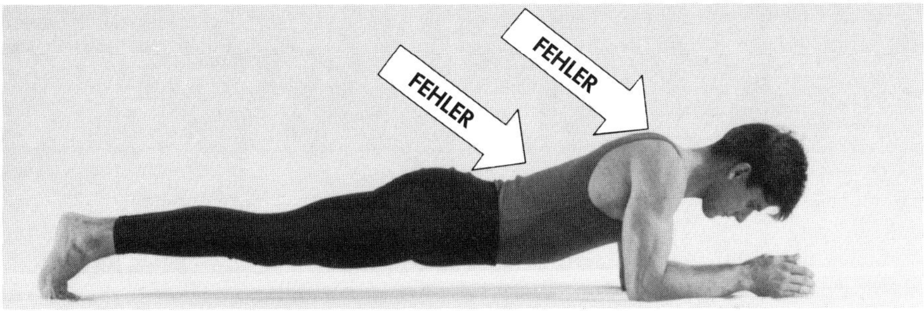

Abb. 106

Fehlerbild: Die Lendenwirbelsäule sinkt ab, der Schultergürtel kann nicht stabilisiert werden.

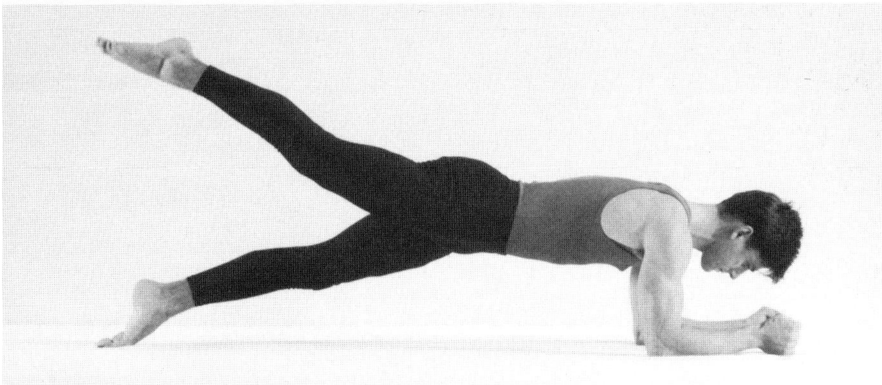

Abb. 107

In der erschwerten Ausführungsform wird ein Bein vom Boden gelöst.

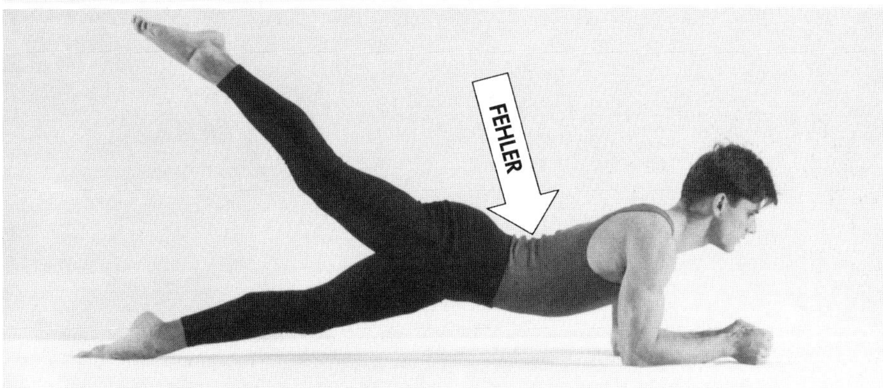

Abb. 108

Fehlerbild: Das Anheben des Beines darf zu keiner Ausweichbewegung führen.

109

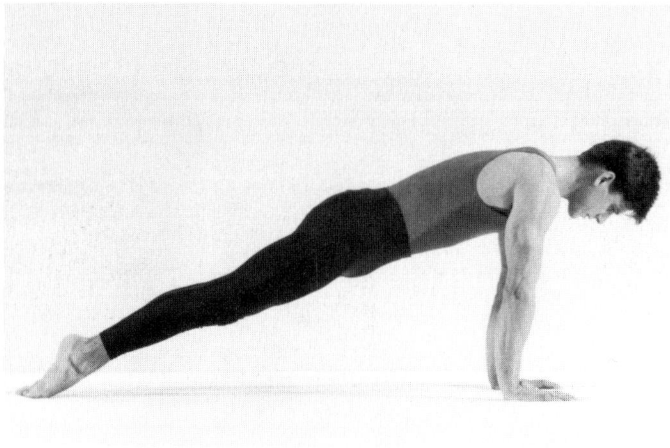

110

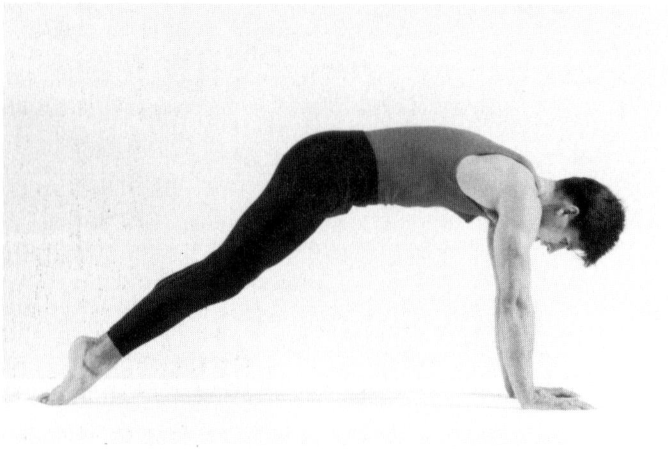

111

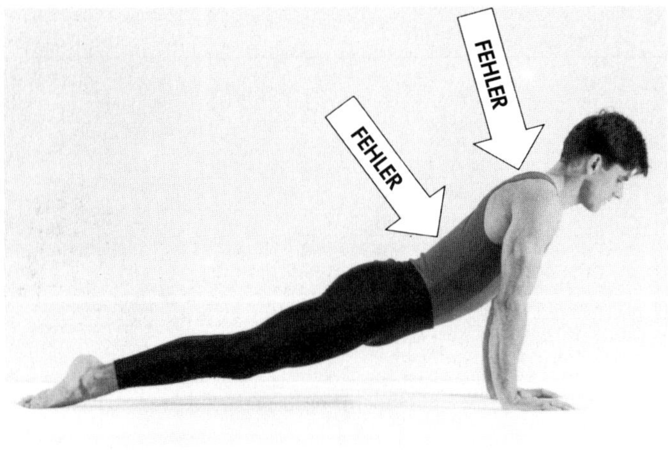

Übung

Der Stütz auf den Unterarmen wird zuweilen schwieriger empfunden als die »Liegestütz« auf den Händen, obwohl der Unterarmstütz als Vorübung gedacht ist. Die Ursache liegt oft in einer unkorrekten Ausführung der Liegestützübung. Die Ellenbogen sollen in der hohen Stützposition stets leicht gebeugt bleiben. Auch wenn die Übung ein Absenken und Anheben des Rumpfes ist, findet die Bewegungsumkehr kurz vor der Ellenbogenstreckung statt.
Gelingt dies nur schwer, sollte sie zunächst in der gehaltenen Form, also ohne Beugen und Strecken der Arme durchgeführt werden.

Achtung: Kommt es zu einer Ausweichbewegung, wie sie das **Fehlerbild** zeigt, ist es notwendig, zu den einfacheren Formen zu wechseln. Eine andere Korrekturmöglichkeit besteht in einer Rundung des Oberkörpers.

Abb. 109 In der Liegestützposition auf den Händen wird der Körper »wie ein Brett« gespannt.

Abb. 110 Kann die stabile Position nicht gehalten werden, soll der Rücken gerundet werden.

Abb. 111 **Fehlerbild:** Das Becken und die Lendenwirbelsäule sinken ab, der Schultergürtel kann nicht stabilisiert werden.

Übung

Die »Liegestütz rücklings« kann ähnlich wie die Stützübungen aus der Bauchlage aufgebaut werden. Die Kontrolle der zu vermeidenden Ausweichbewegungen ist in dieser Position sehr gut möglich. Die Ellenbogen werden so aufgesetzt, daß sie sich in der Stützposition unter den Schultergelenken befinden. Dabei ist wieder auf das Absinken des Rumpfes zwischen den stützenden Armen zu achten und beim Abheben des gestreckten Beines auf das Absinken der gleichseitigen Hüfte.

112

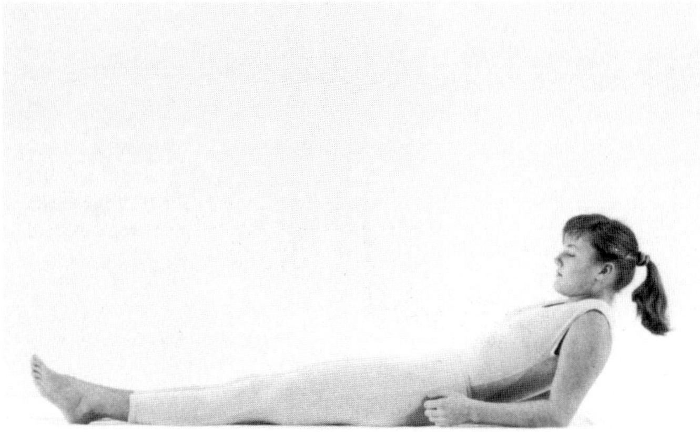

113

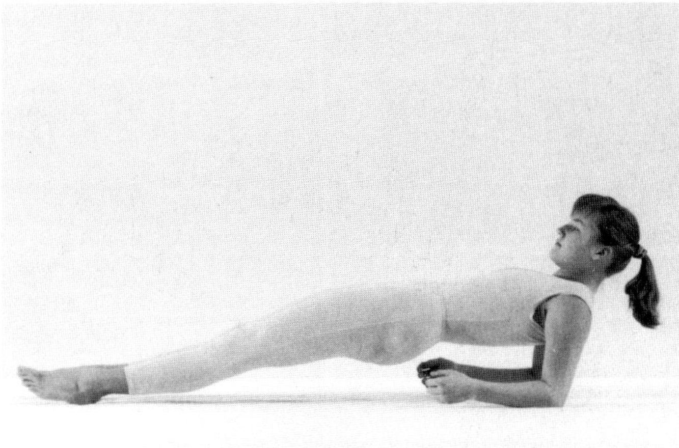

Abb. 112 In der Rückenlage mit gestreckten Beinen werden beide Unterarme neben dem Oberkörper aufgestützt.

Abb. 113 Das Becken wird angehoben, bis sich der Oberkörper und die Beine auf einer Geraden befinden.

114

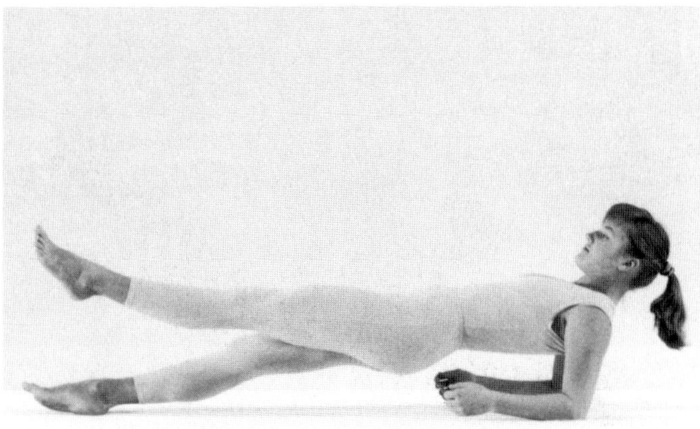

Abb. 114 In der erschwerten Ausführungsform wird ein Bein vom Boden gelöst und leicht angehoben.

115

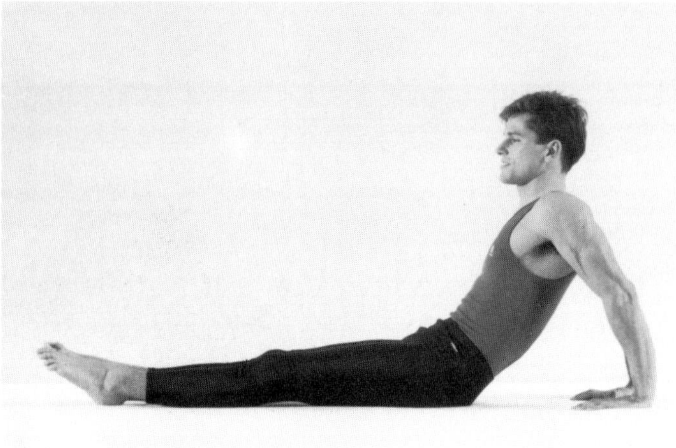

116

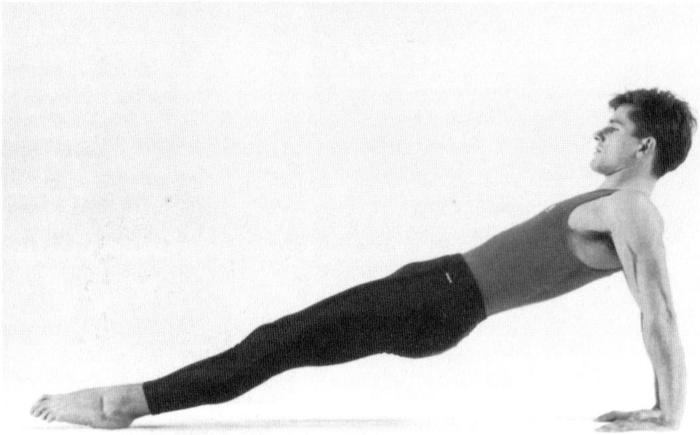

117

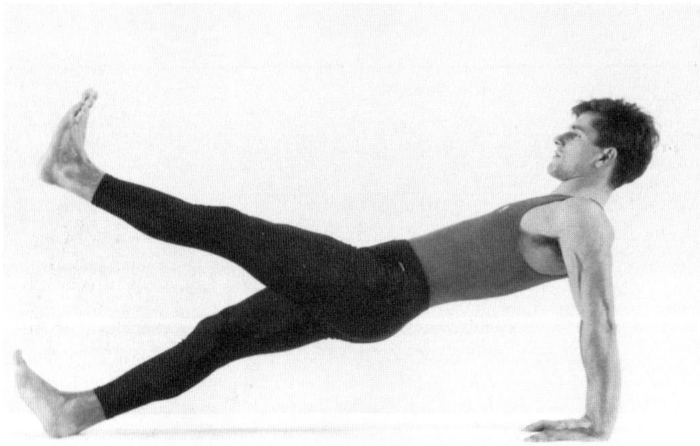

Fortgeschrittene Belastungsform
Die Steigerung der Belastung kann wie zuvor durch die Verringerung der Unterstützungsfläche erreicht werden. Treten jedoch beim Stütz auf den Händen Schmerzen in den Handgelenken auf, so sollte in den Fauststütz gewechselt werden.

Zur Erinnerung: Bei allen Stützübungen bleiben die Ellenbogen stets leicht gebeugt!
Beim Abheben des gestreckten Beines darf wie zuvor die gleichseitige Hüfte nicht absinken.

Abb. 115 Im Sitz mit gestreckten Beinen stützen die Hände hinter dem Gesäß. Die Ellenbogen bleiben leicht gebeugt.

Abb. 116 Das Becken wird angehoben, bis sich der Oberkörper und die Beine auf einer Geraden befinden.

Abb. 117 In der erschwerten Ausführungsform wird ein Bein vom Boden gelöst und angehoben.

Fortgeschrittene Belastungsform

Für die folgende Übung ist eine bereits gut entwickelte Stabilisationsfähigkeit des gesamten Bewegungsapparates erforderlich.

Im Sitz mit angestellten Beinen werden die Unterarme aufgestützt. Aus dieser Position wird das Becken abgehoben, bis sich der Oberkörper mit den Oberschenkeln auf einer Geraden befindet. Der Rumpf darf nicht zwischen den tragenden Armen absinken.

Wird zusätzlich noch ein Bein vom Boden gelöst, sollte die Hüfte des gestreckten Beines nicht absinken.

Diese Stabilisationsform sollte wie die Übung auf der Seite 48 nur von sportlich Ambitionierten angestrebt werden.

118

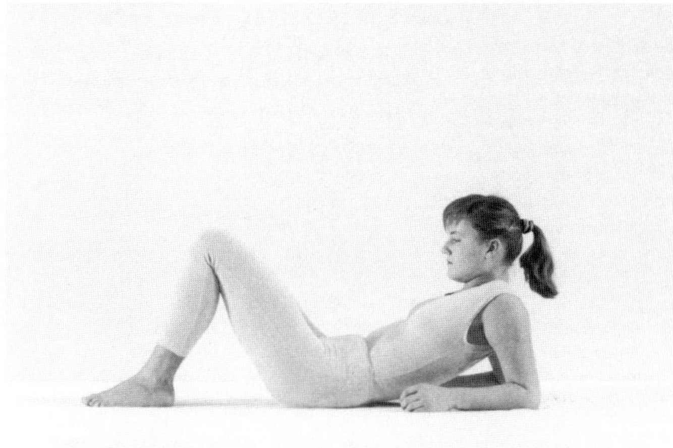

119

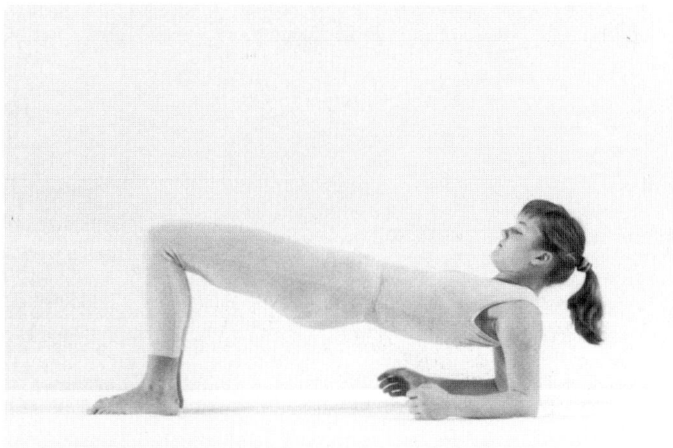

Abb. 118 Im Sitz mit angestellten Beinen werden die Unterarme parallel zum Oberkörper aufgestützt.

Abb. 119 Das Becken wird angehoben, bis sich der Oberkörper und die Oberschenkel auf einer Geraden befinden.

120

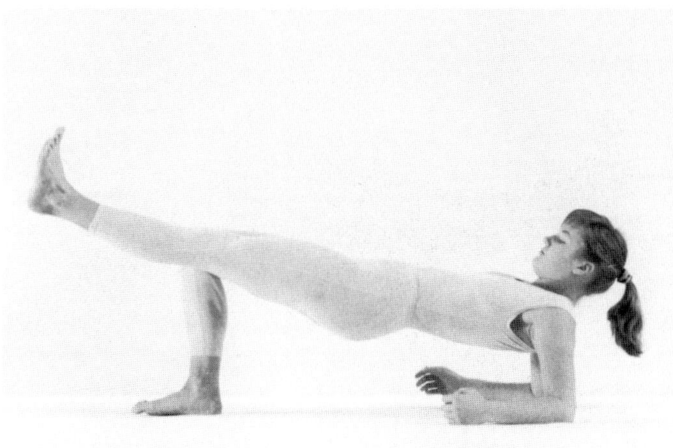

Abb. 120 In der erschwerten Ausführungsform wird ein Bein angehoben, bis es sich mit dem Oberkörper auf einer Geraden befindet.

Abb. 121

Kraft der Gesäßmuskulatur – Ausgangsstellung
Auf einem abgepolsterten Stuhl wird die Bauchlage eingenommen, das Becken liegt mit auf. Die Hände umfassen die Stuhlbeine, die Oberschenkel werden dicht an den Stuhl gezogen.

Kräftigung der Gesäßmuskulatur und der unteren Anteile der Rückenstreckmuskulatur

Bei allen Übungsformen, die das Abheben des Beckens aus der Rückenlage zum Inhalt haben, wird die Gesäßmuskulatur und teilweise auch die Rückenmuskulatur eingesetzt. Die Stabilisationsanforderung ist hierbei relativ gering. Nach einer kurzen Beschreibung der Prüfung der Gesäßmuskelkraft folgen deshalb nochmals Beanspruchungsformen, die gezielt auf diese Muskelgruppe und die Rückenstreckmuskulatur eingehen.

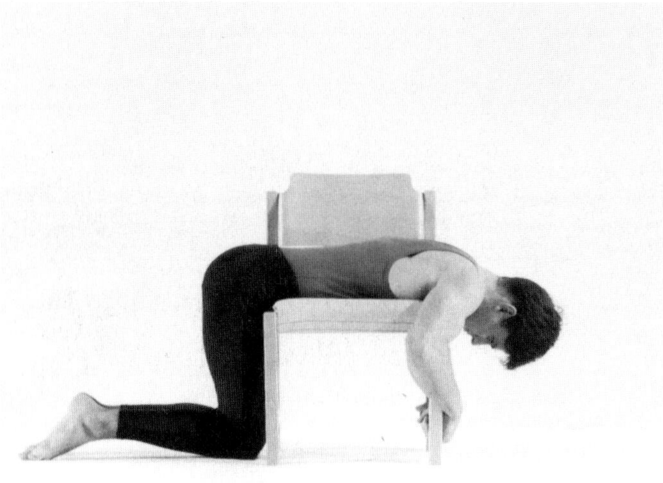

Prüfung der Gesäßmuskelkraft

Die Gesäßmuskeln üben eine wichtige Stabilisierungsfunktion auf das Becken aus. Sie sind häufig wie die Bauchmuskeln auch zu schwach ausgebildet.

Test (Abb. 121 und 122): Auf einem Stuhl, der nach Bedarf mit einer Decke abgepolstert werden kann, wird die Bauchlage eingenommen. Das Becken liegt hierbei vollständig mit auf. Die Hände suchen einen sicheren Halt, die Oberschenkel werden so dicht wie möglich an den Stuhl gezogen.
Während ein Oberschenkel weiter gegen den Stuhl drückt, wird das andere Bein bei gebeugtem Kniegelenk in die Hüftstreckung geführt. Kann der Oberschenkel des abgehobenen Beines die Waagerechte oder die leichte Hüftstreckung erreichen, ohne daß der Zug des anderen Beines gegen den Stuhl nachgelassen wird, ist die Hüftstreckmuskulatur gut gekräftigt.
Das Erreichen der Endposition kann auch durch eine mangelnde Dehnfähigkeit der Hüftbeugemuskulatur verhindert werden. Deshalb sollte diese stets zuvor geprüft werden.

Anmerkung: Dieser Test stellt zugleich eine sehr gute Möglichkeit zur Kräftigung der betreffenden Muskelgruppe dar.

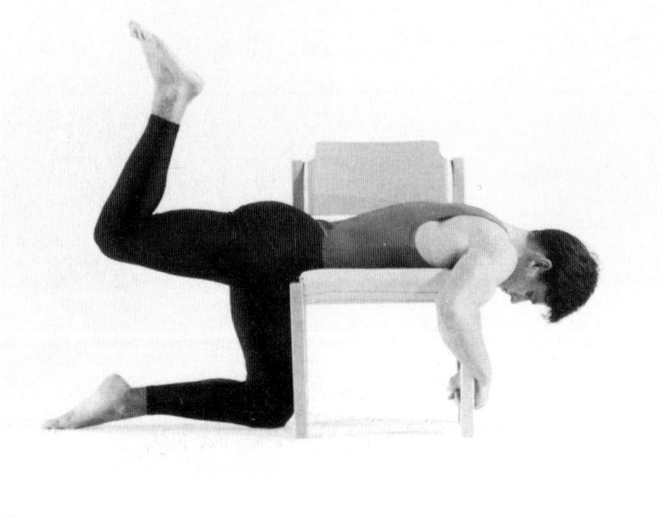

Abb. 122 **Kraft der Gesäßmuskulatur – Test**
Ein Oberschenkel wird kräftig gegen den Stuhl gezogen, während das andere Bein bei gebeugtem Kniegelenk in Richtung der Hüftgelenksstreckung drückt.

Kräftigung der Hüftstreckmuskulatur

Übung

Bei der folgenden Übung aus der Bauchlage ist es besonders wichtig, daß keine Ausweichbewegung zustande kommt. Dies wird durch einen intensiven Einsatz der Bauchmuskulatur erreicht. In der Vorstellung, »eine kleine Höhle unter den Bauch zu ziehen«, wird das Becken und die Lendenwirbelsäule gesichert. Ein Bein bleibt gestreckt, während das andere im Kniegelenk gebeugt wird. Erst dann erfolgt das Abheben des gebeugten Beines, wobei ein kleiner Bewegungsausschlag ausreicht.

Fortgeschrittene Belastungsform

Sollen in der erschwerten Ausführungsform die beiden in den Kniegelenken gebeugten Beine abgehoben werden, ist noch mehr Wert auf eine gute Stabilisation des Beckens zu legen. Eine »Hohlkreuzstellung« ist in jedem Fall zu vermeiden.

Diese und die folgenden Übungen führen bisweilen zu einer erhöhten Krampfbereitschaft der Muskulatur der Oberschenkelrückseite. In diesem Fall gelten die auf der Seite 41 gemachten Hinweise.

Nach einem Muskelkrampf ist die Übung in keinem Fall am selben Tag nochmals zu wiederholen, sie sollte durch die Dehnstellung der Seite 68 ergänzt werden.

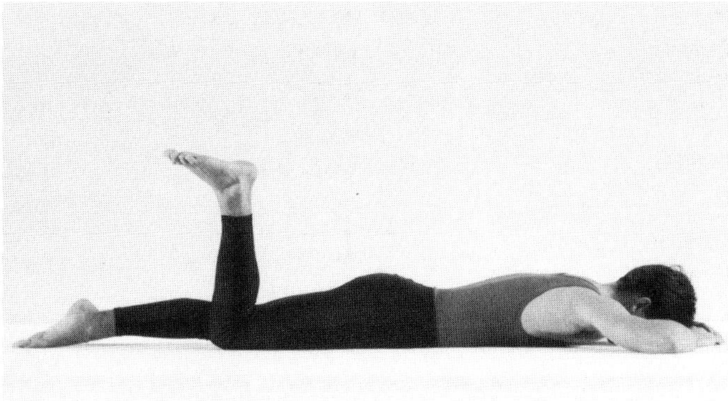

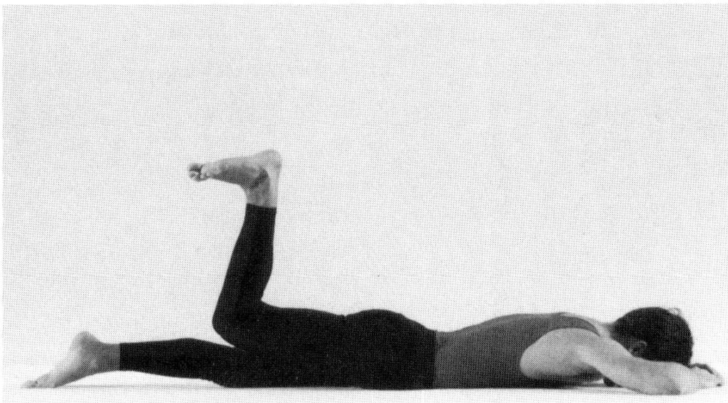

Abb. 123 In der Bauchlage wird ein Bein im Kniegelenk gebeugt, die Arme liegen bequem.

Abb. 124 Der Oberschenkel des gebeugten Beines wird vom Boden gelöst und leicht angehoben. Die Zehenspitzen ziehen kräftig in Richtung des Schienbeines.

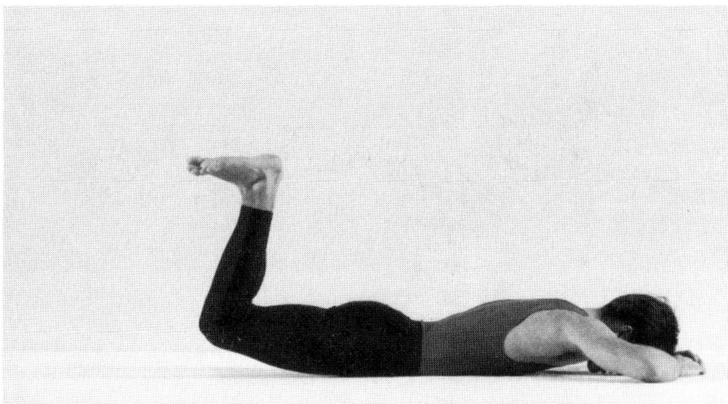

Abb. 125 In der erschwerten Ausführungsform werden beide Beine nur leicht vom Boden abgehoben.

Variation

Gelingt die aktive Sicherung des Bekkens nur unzureichend, kann die Übung auch aus einer veränderten Ausgangsposition durchgeführt werden. Dabei wird ein Bein in der Bauchlage gebeugt und der Oberkörper auf den Oberschenkel abgelegt. Das andere Bein bleibt gestreckt. Die Hände stützen in der Höhe der Kopfes.

Das frei liegende Bein wird im Kniegelenk gebeugt und vom Boden gelöst. Es genügen wiederum wenige Zentimeter Bewegungsausschlag, um eine intensive Muskelspannung zu erhalten.

Sowohl genügend Kraft der Gesäßmuskulatur als auch eine ausreichende Dehnfähigkeit der Hüftbeugemuskulatur ist Voraussetzung für das Gelingen der Übung. Aus diesem Grund sollte die Dehnfähigkeit der Hüftgelenksbeuger zuvor geprüft werden (siehe S. 73).

Kommt keine Bewegung aus dieser Ausgangsposition zustande, reicht am Anfang auch die gehaltene Muskelspannung aus.

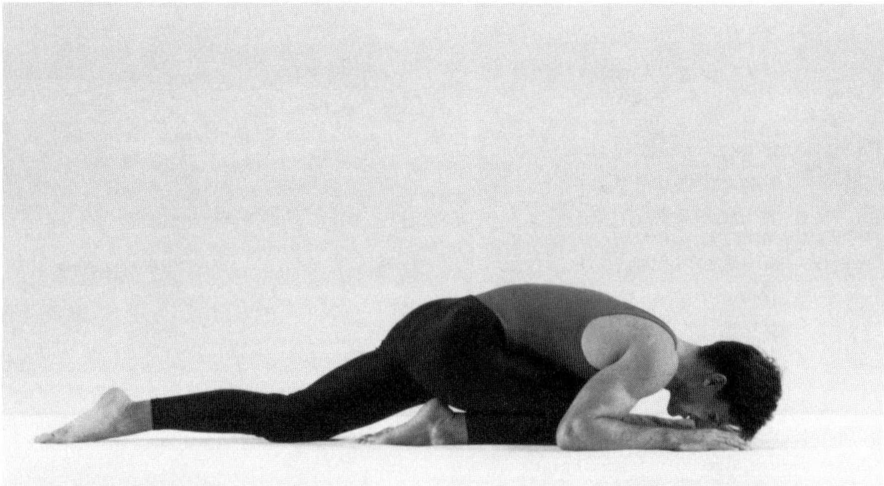

Abb. 126

In der Bauchlage wird ein Bein unter den Oberkörper gezogen, das andere Bein bleibt gestreckt. Der Rumpf liegt auf dem Oberschenkel des gebeugten Beines.

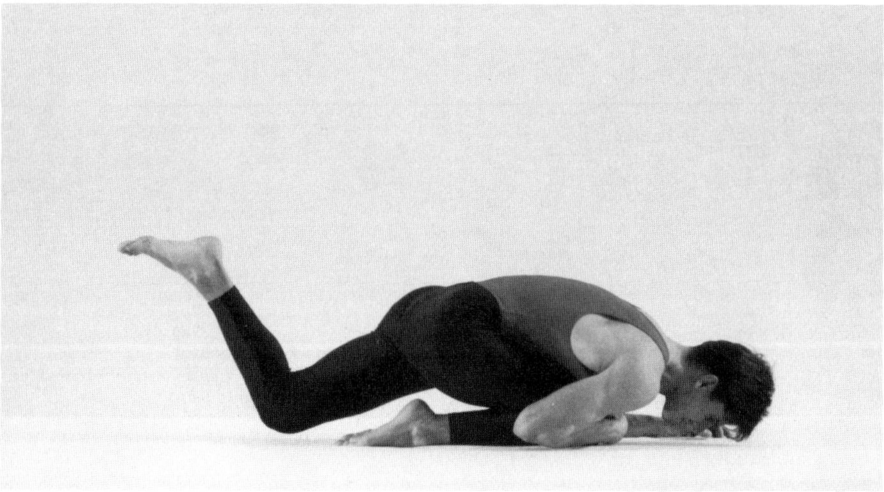

Abb. 127

Das gestreckte Bein wird im Kniegelenk gebeugt und leicht angehoben. Der Oberkörper bleibt dabei in der Ausgangsposition.

Fortgeschrittene Belastungsform
Wenn die Testübung mit gut stabilisiertem Becken gelingt, kann sie durch das zusätzliche Anheben des diagonal zugehörigen Armes gesteigert werden. Dabei gelten die bereits formulierten Hinweise.

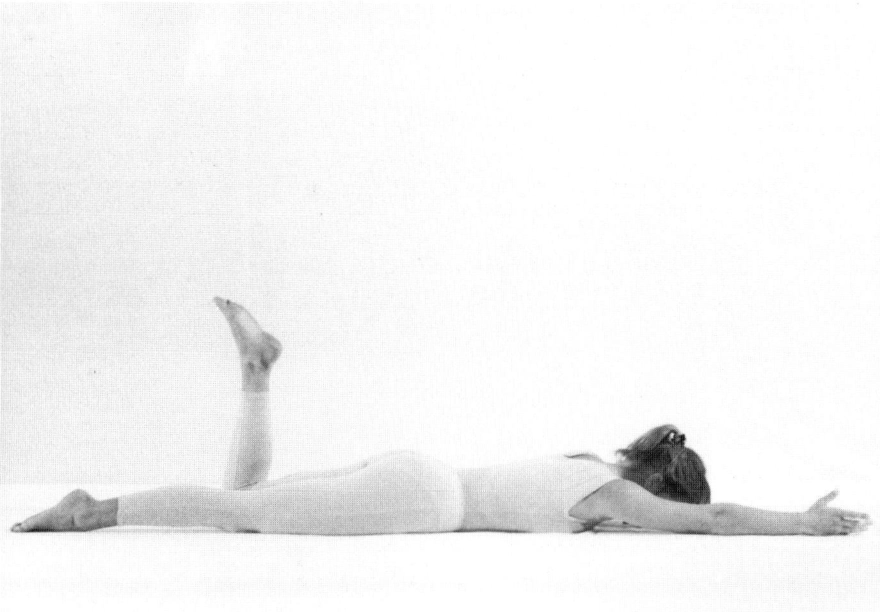

Abb. 128

In der Bauchlage wird ein Bein im Kniegelenk gebeugt. Der gegenüberliegende Arm wird gestreckt abgelegt.

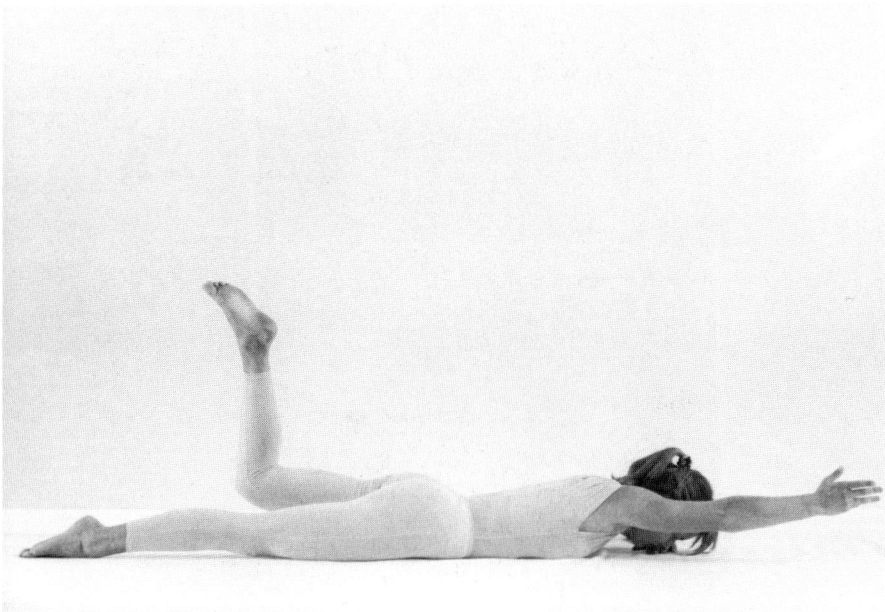

Abb. 129

Das angebeugte Bein und der gestreckte Arm werden zugleich vom Boden gelöst und leicht angehoben.

Kräftigung der Rückenstreckmuskulatur aus leichter Vordehnung

Eine gezielte Beanspruchung der unteren Anteile der Rückenstreckmuskulatur gelingt mit Hilfe eines Stuhles und einer harten Schaumstoffrolle oder einer fest zusammengerollten Decke.
In der Bauchlage auf dem Stuhl wird die Rolle so unter den Körper gelegt, daß es zu einer leichten Rundung der Lendenwirbelsäule kommt. Nachdem die Hände einen festen Gegenhalt an den Stuhlbeinen haben, werden die Kniegelenke und die Unterschenkel vom Boden gelöst und das Becken angehoben, bis die Wirbelsäule gerade ist.
Die Übung sollte mehrfach wiederholt werden, ohne daß es zum Absetzen der Knie und der Unterschenkel kommt.

130

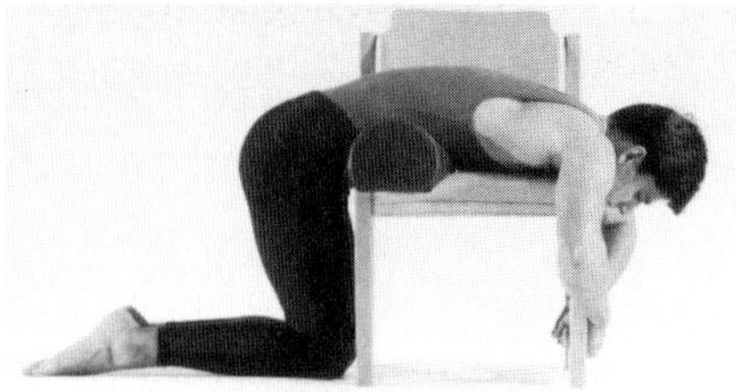

Abb. 130

In der Bauchlage auf einem Stuhl wird der Oberkörper dicht oberhalb des Beckens mit einer Rolle unterlagert. Die Knie- und Hüftgelenke sind gebeugt.

131

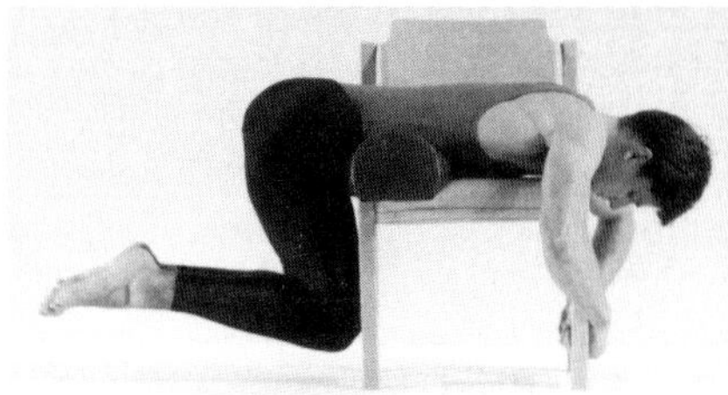

Abb. 131

Die Unterschenkel werden vom Boden gelöst und angehoben, bis die Wirbelsäule gerade ist.

Kombinierte Übungsbeispiele

Bevor der Teil der Kräftigungsübungen abgeschlossen wird, sollen noch einige Übungsbeispiele beschrieben werden, die eine Kombination einzelner Übungselemente des vorangegangenen Teils zum Inhalt haben.
Diese Formen sollten erst zur Anwendung kommen, wenn die einfacheren Übungen sicher beherrscht werden und auch im Bereich der Beweglichkeit bereits Fortschritte vorhanden sind.

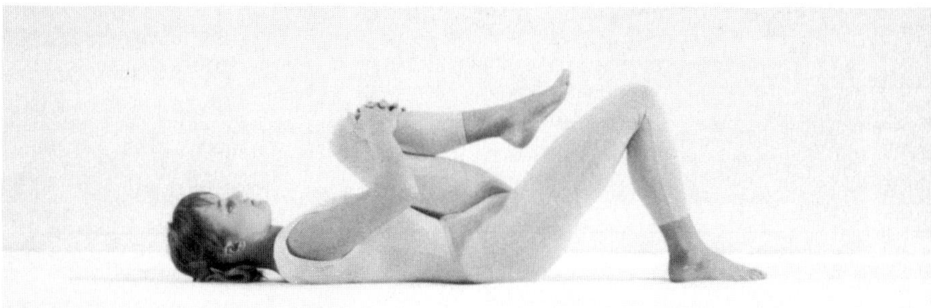

Abb. 132

In der Rückenlage ist ein Bein angestellt, das Kniegelenk des anderen Beines wird mit beiden Händen umgriffen. Der Oberschenkel des gebeugten Beines ist dicht zum Oberkörper gezogen.

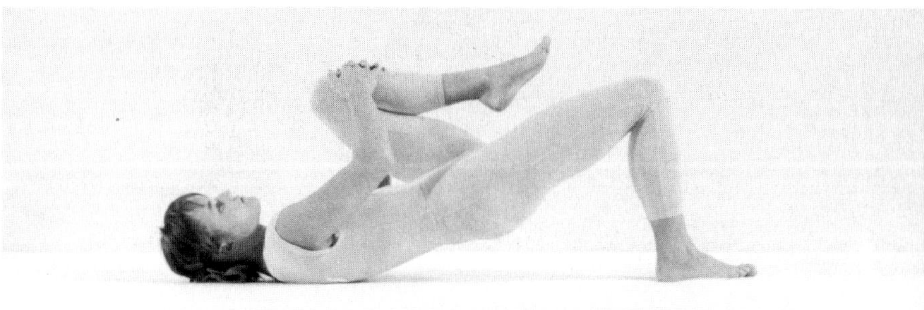

Abb. 133

Das Becken wird angehoben, bis sich der Oberkörper und der Oberschenkel auf einer Geraden befinden. Das angebeugte Bein soll sich nicht vom Oberkörper lösen.

Fortgeschrittene Belastungsformen
In der Rückenlage wird ein Kniegelenk mit beiden Händen umgriffen und dicht zum Oberkörper herangezogen. Das andere Bein ist im Kniegelenk gebeugt und mit der Fußsohle aufgesetzt. Durch kräftigen Druck des Standbeines gegen den Boden wird das Becken abgehoben und möglichst eine Gerade durch Oberkörper und Oberschenkel erreicht. Das angebeugte Bein sollte sich nur wenig vom Oberkörper lösen.
Ebenfalls in der Rückenlage wird ein Bein soweit angebeugt, daß sich das Kniegelenk mit der Handfläche der gleichen Seite trifft. Das andere Bein ist wie zuvor angestellt, der gleichseitige Arm liegt neben dem Gesäß.
Zunächst drückt die Hand kräftig gegen das gebeugte Kniegelenk, das zugleich gegen die Handfläche zieht. Wenn eine deutliche Bauchmuskelspannung zu spüren ist, wird das Becken durch den Druck des Standbeines abgehoben, bis sich der Oberkörper und der Oberschenkel wiederum auf einer Geraden befinden. Die auf dem Boden liegende Hand kann zusätzlich gegen die Unterlage gedrückt werden.

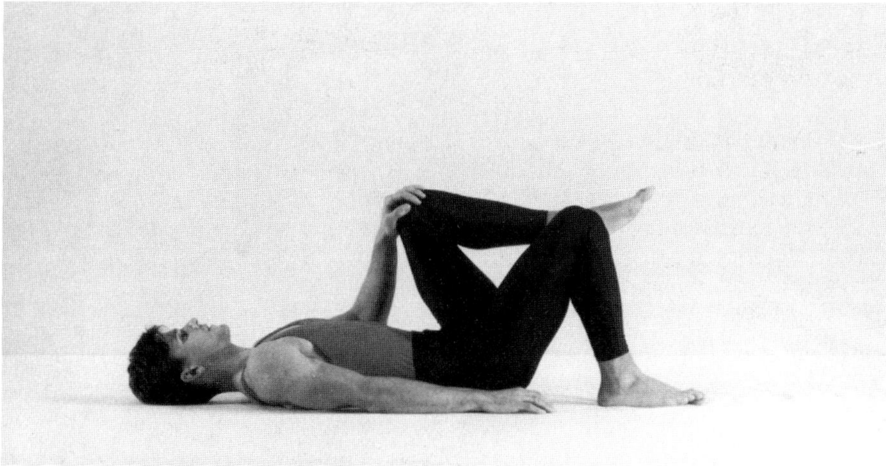

Abb. 134

In der Rückenlage ist ein Bein angestellt, das andere so weit angebeugt, daß das Kniegelenk sich mit der Hand des gleichseitigen Armes trifft.

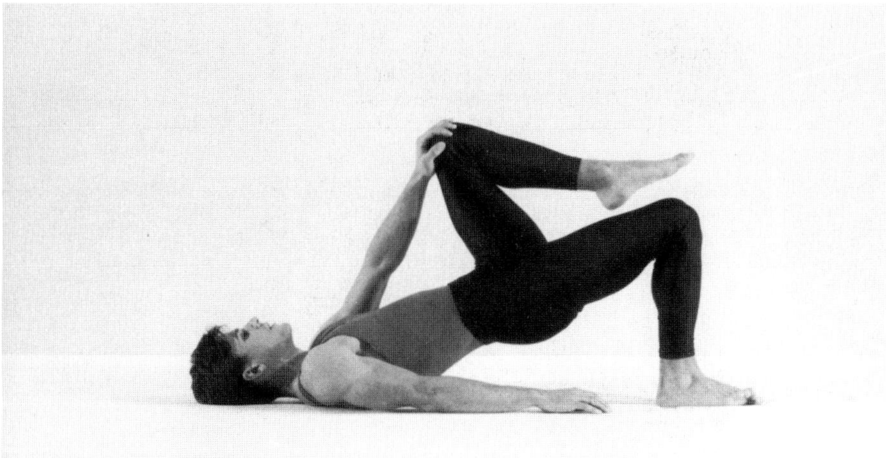

Abb. 135

Während die Hand gegen das gebeugte Kniegelenk drückt, zieht dies dagegen. Das Becken wird angehoben, bis sich der Oberkörper und der Oberschenkel auf einer Geraden befinden.

Variation

Bei einer Variation der vorangegangenen Übung mit mehr Wirkung auf den Schultergürtel wird ein Arm gebeugt über dem Kopf abgelegt. Die Spannung wird durch den kräftigen Druck des Unterarmes und des Ellenbogens aufgebaut.

Ein kräftiger Einsatz der Bauchmuskulatur ist bei dieser Stabilisation aus der Rückenlage erforderlich. Beide Arme werden gebeugt über dem Kopf abgelegt, beide Beine zum Oberkörper gezogen. Die Lendenwirbelsäule soll gegen den Boden gehalten werden und diese Position während der folgenden Bewegung der Beine nicht verlassen. Diese werden im Wechsel parallel zum Boden gebeugt und gestreckt, wobei das jeweils gestreckte Bein durch kräftiges »Anziehen« der Zehenspitzen angespannt wird.

Die Wirkung der letzten Übung auf die Bauchmuskulatur kann gesteigert werden, indem der Kopf abgehoben wird, und die Hände in Richtung der Fersen »schieben«. Die Bewegung der Beine bleibt wie zuvor.

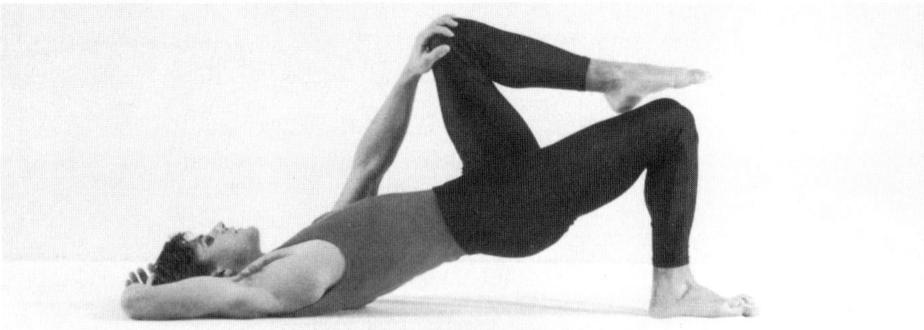

Abb. 136

Variation der Übung: Ein Arm ist über dem Kopf abgelegt. Der Ellenbogen und der Unterarm drücken kräftig in den Boden.

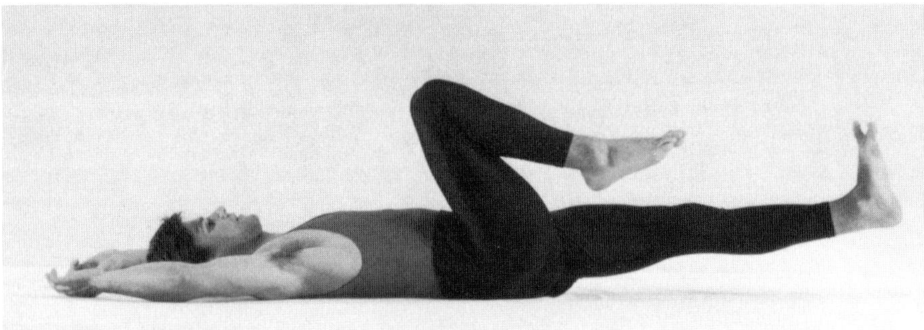

Abb. 137

In der Rückenlage sind beide Arme über dem Kopf abgelegt. Bei gespannter Bauchmuskulatur werden die Beine dicht über dem Boden im Wechsel gebeugt und gestreckt.

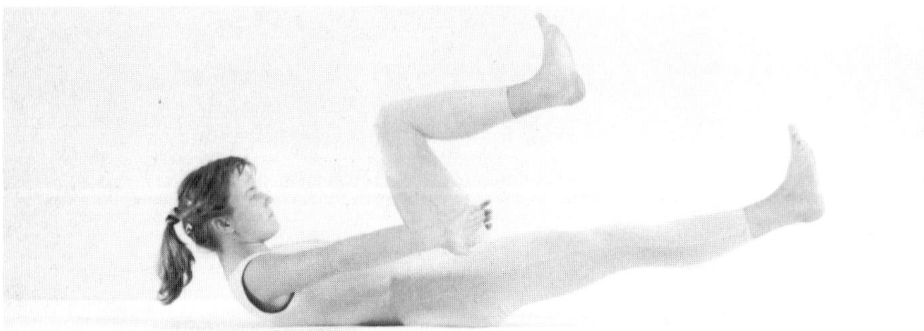

Abb. 138

In der erschwerten Ausführungsform wird zusätzlich der Kopf angehoben, der Blick ist zu den Kniegelenken gerichtet. Die Hände werden in Richtung der Fersen geschoben.

Übungsformen zur Verbesserung der Beweglichkeit

Die hier zusammengestellten Übungen zur Verbesserung der Beweglichkeit sind, neben einigen allgemeinen Mobilisationsübungen, zum Großteil gezielte Dehnstellungen. Diese lassen sich hinsichtlich der Dosierung nicht in unterschiedliche Schwierigkeitsgrade aufteilen. Für die praktische Durchführung sei deshalb nochmals an die auf Seite 13 genannten Übungsprinzipien erinnert. Die Überprüfung der Dehnfähigkeit wichtiger Muskelgruppen wird den jeweiligen Übungsformen zur Verbesserung der Beweglichkeit vorangestellt. Dabei kann auch jede der Prüfpositionen als Dehnstellung genutzt werden. Auf eine Überprüfung der Dehnfähigkeit der Muskulatur der Wirbelsäule wird in diesem Zusammenhang verzichtet, da diese als Selbstkontrolle nicht sinnvoll ist.

Dehnung der Unterschenkelrückseite

Die bereits erwähnte Neigung zu einer verminderten Dehnfähigkeit bestimmter Muskelgruppen betrifft unter anderem auch die Wadenmuskulatur und hier insbesondere die tiefergelegene Muskelschicht.

Prüfung der Dehnfähigkeit der Wadenmuskulatur

Test: Eine Verkürzung dieses Anteiles kann vorliegen, wenn der tiefe Hocksitz nur mit dem Abheben der Fersen vom Boden erreicht werden kann (Abb. 139). Da aber insbesondere sehr große Personen bei der Prüfung benachteiligt sind, sei an dieser Stelle nochmals an die Einschränkungen, die für die »Teststellungen« gelten, erinnert.
Eine ausreichende Dehnfähigkeit liegt jedoch vor, wenn die tiefe Hocke mühelos gelingt (Abb. 140).

Test: Die obere Schicht der Wadenmuskulatur sollte bei gestrecktem Kniegelenk das Anheben des Fußes zumindest bis zu einem rechten Winkel zulassen (Abb. 141). Tritt hierbei ein intensives Dehngefühl in der Wade auf, so kann dies ein Zeichen für eine mangelnde Dehnfähigkeit sein.

Abb. 139

Mangelnde Dehnfähigkeit der tiefen Wadenmuskulatur
Der tiefe Hocksitz kann nur mit dem Abheben der Fersen erreicht werden, wobei die genannten Einschränkungen zu beachten sind.

Abb. 140

Ausreichende Dehnfähigkeit der tiefen Wadenmuskulatur
Der tiefe Hocksitz kann mühelos eingenommen werden.

Abb. 141

Dehnfähigkeit der oberen Schicht der Wadenmuskulatur
Im Sitz mit einem angebeugten und einem gestreckten Bein, wird der Fuß des gestreckten Beines kräftig angezogen.

139

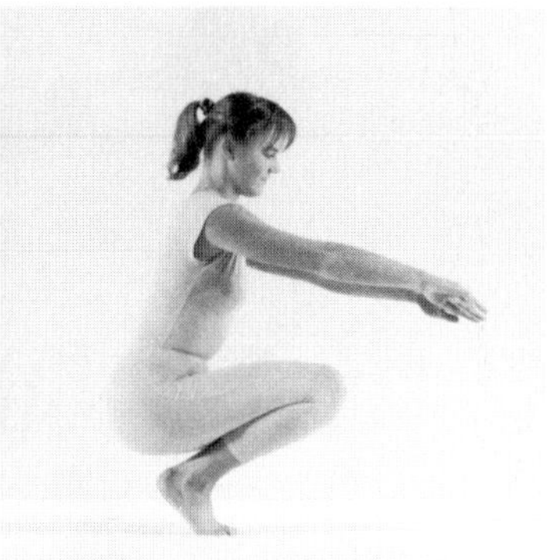

140

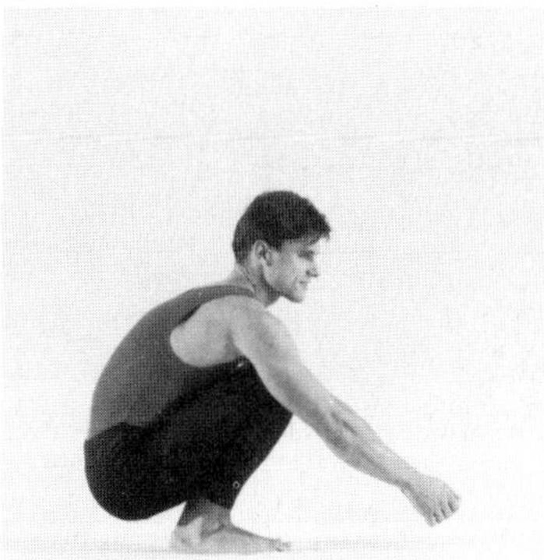

141

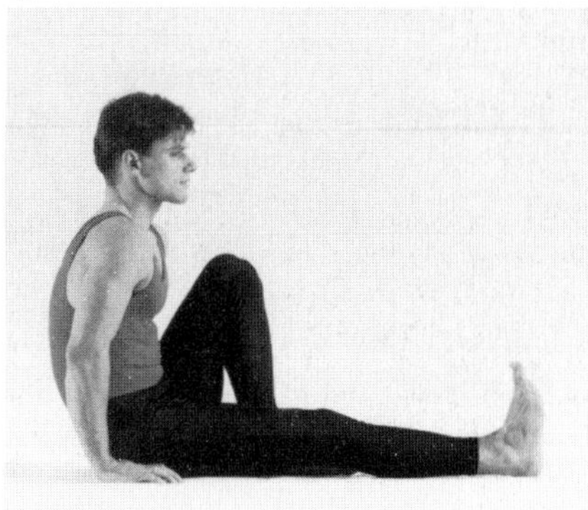

142

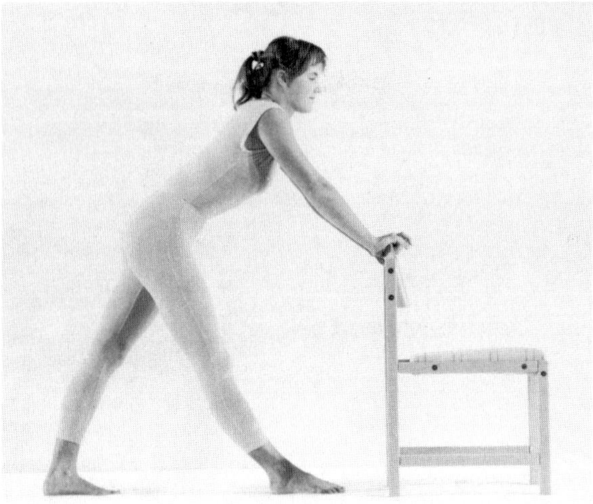

143

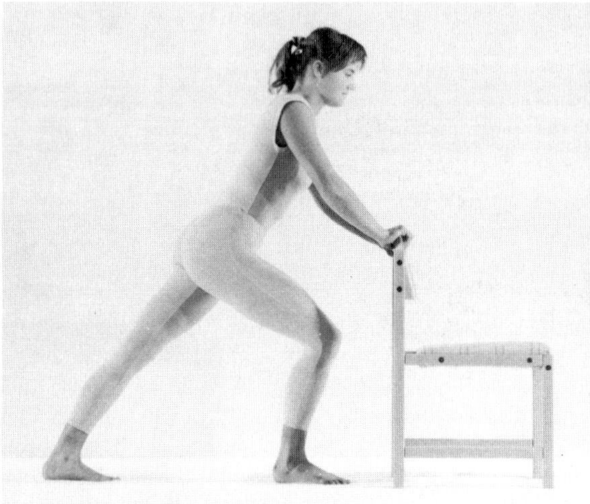

Abb. 142

In der Schrittstellung sind beide Hände auf einen Stuhl gestützt. Die Zehenspitzen beider Füße zeigen in Blickrichtung.

Abb. 143

Das Gewicht wird auf den vorderen Fuß verlagert, das Kniegelenk des rückgestellten Beines gestreckt. Die Ferse des hinteren Fußes bleibt auf dem Boden.

Übung

Die gezielte Dehnung der Muskulatur der Unterschenkelrückseite wird durch zwei sich ergänzende Übungen erreicht. Dabei ist es günstig, mit den Händen gegen einen Stuhl oder eine Wand zu stützen.
In der Schrittstellung, die Zehenspitzen beider Füße zeigen nach vorne, wird das Gewicht auf das vorgestellte Bein verlagert. Der hintere Fuß bleibt mit der Ferse auf dem Boden, das Kniegelenk des hinteren Beines wird langsam gestreckt, bis die Dehnung in der Wade zu spüren ist.
Die zweite Form erfolgt aus der gleichen Ausgangsstellung, der Schritt ist etwas kleiner als zuvor. Das rückgestellte Bein wird jetzt im Kniegelenk soweit gebeugt, wie es ohne ein Abheben der Ferse möglich ist.
Diese Position wird nicht immer als Dehnstellung empfunden, was jedoch nicht zum Abbruch der Übung führen sollte.

Verstärkte Dehnung

Die ersten beiden Dehnungen können intensiviert werden, indem das vordere Drittel des Fußes auf ein Buch oder eine andere Erhöhung gesetzt wird. Die Übungen werden wie zuvor ausgeführt, wobei noch genauer darauf zu achten ist, daß die Ferse des rückgestellten Beines auf dem Boden bleibt.

Achtung: Die Abbildung 148 zeigt eine **fehlerhafte** Übung, die in der Praxis häufig für die Dehnung der Wadenmuskulatur eingesetzt wird. Diese Form ist jedoch nur sinnvoll, wenn eine sehr gute Dehnfähigkeit der Muskulatur der Oberschenkelrückseiten vorliegt. In den meisten Fällen stellt sie eher eine Belastung für die Lendenwirbelsäule dar.

144

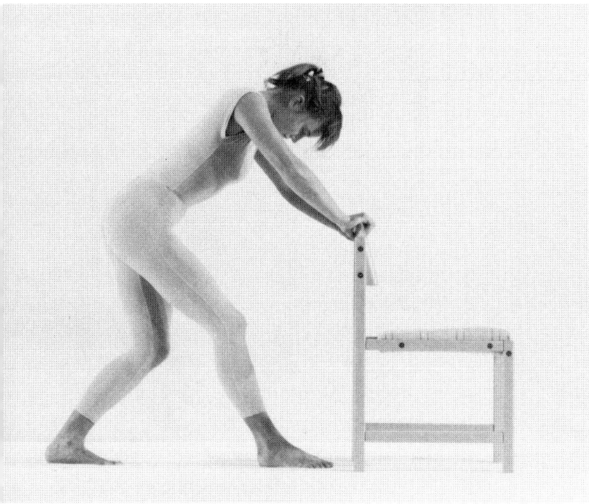

145

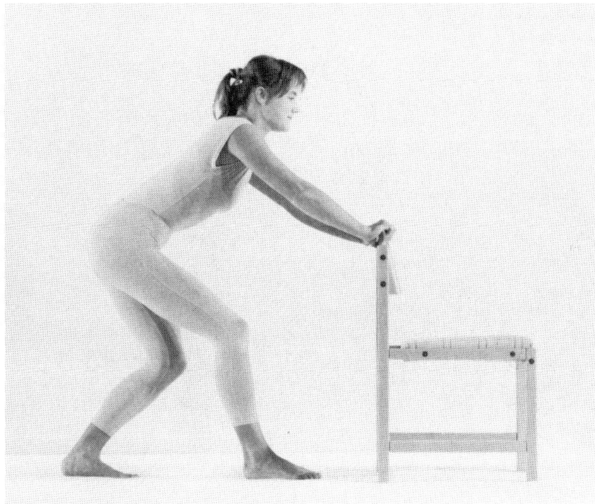

146

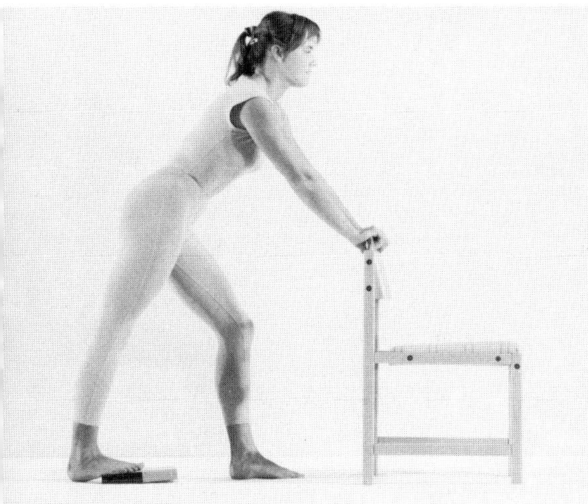

147

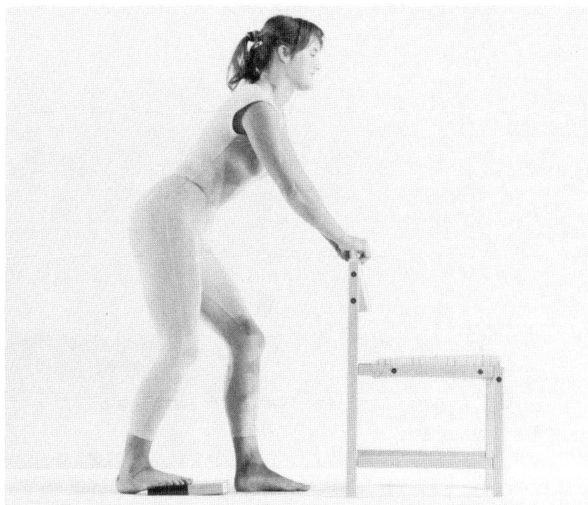

Abb. 144 In der Schrittstellung wird das Kniegelenk des rückgestellten Beines leicht gebeugt.

Abb. 145 Die Beugung des hinteren Kniegelenkes wird weiter verstärkt, ohne daß die Ferse des gleichseitigen Fußes vom Boden gelöst wird.

Abb. 146 u. 147 Die Dehnung der letzten beiden Übungen kann intensiviert werden, wenn der vordere Teil des Fußes mit einem Buch unterlagert wird.

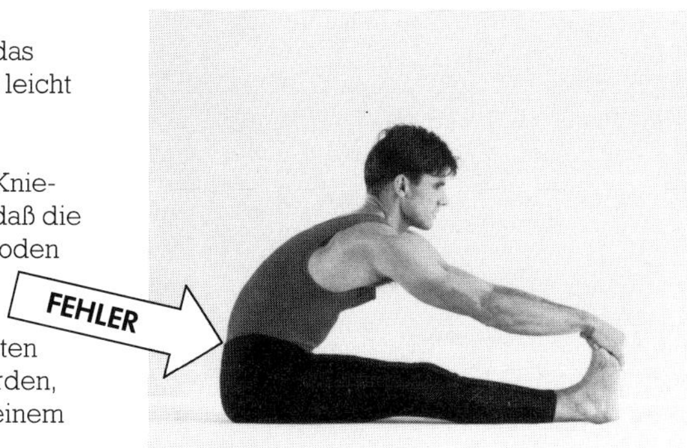

Abb. 148

Fehlerbild:
Bei verkürzter Muskulatur der Oberschenkelrückseite wird mit dieser Dehnübung die Lendenwirbelsäule belastet.

Dehnung der Oberschenkelrückseite

Die Muskulatur an der Oberschenkelrückseite fällt genauso häufig durch eine verminderte Dehnfähigkeit auf.

Prüfung der Dehnfähigkeit der Oberschenkelrückseite

Test: In der Rückenlage wird ein Bein mit beiden Händen in der Kniekehle gefaßt. Das andere Bein wird gestreckt gegen den Boden gedrückt. Das angehobene Bein wird im Kniegelenk gestreckt und soweit wie möglich in die Hüftbeugung gezogen. Eine gute Dehnfähigkeit liegt vor, wenn die abgebildete Endposition erreicht wird (Abb. 149).
Von einer verminderten Dehnfähigkeit muß ausgegangen werden, wenn die Hüftbeuge bei gestrecktem Kniegelenk deutlich unter 90 Grad bleibt.

Übung

In der Rückenlage wird ein Bein mit beiden Händen in der Kniekehle gegriffen, das andere Bein bleibt gestreckt auf dem Boden liegen. Die beiden Hände ziehen den Oberschenkel so dicht wie möglich zum Oberkörper. Die so erreichte starke Hüftbeugung bleibt unverändert, während das Kniegelenk des angebeugten Beines langsam gestreckt wird.

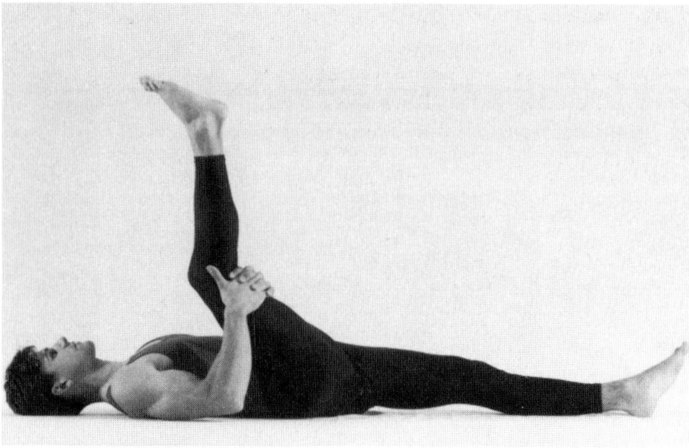

Abb. 149 **Dehnfähigkeit der Muskulatur der Oberschenkelrückseite**
In der Rückenlage wird ein Bein bei gestrecktem Kniegelenk mit beiden Händen in der Kniekehle gegriffen, das andere Bein wird gegen den Boden gedrückt. Das angehobene Bein wird so weit wie möglich zum Oberkörper gezogen.

150

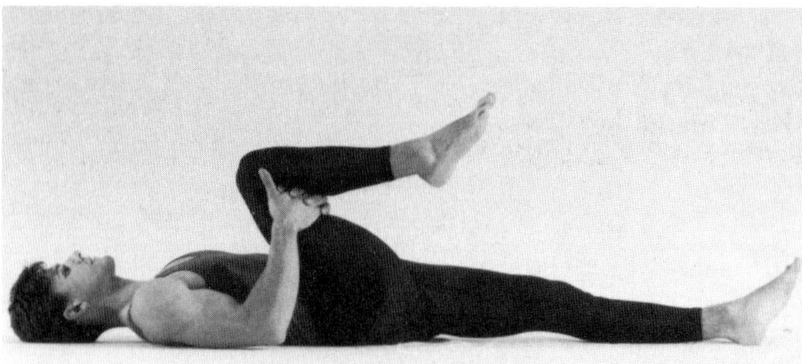

151

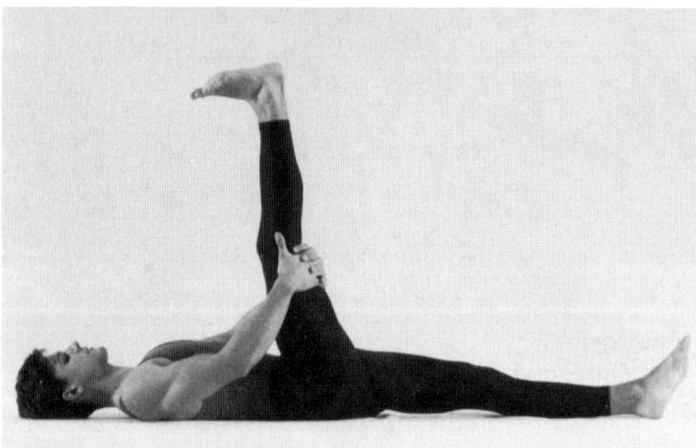

Abb. 150 In der Rückenlage greifen beide Hände in die Kniekehle eines Beines, das andere Bein ist gestreckt. Der Oberschenkel wird zum Oberkörper gezogen.

Abb. 151 Das Kniegelenk des angebeugten Beines wird langsam gestreckt. Die Hüftbeugung wird dabei nicht verändert.

Variation
Die Dehnung kann zusätzlich auf die Unterschenkelrückseite übertragen werden, wenn die Zehenspitzen kräftig in Richtung des Schienbeines gezogen werden.

Achtung: Bei beiden Ausführungsformen sollte sich das gestreckte Bein der Gegenseite nicht vom Boden lösen. Die Abb. 153 zeigt diese **fehlerhafte** Ausführung, die auf mangelnde Dehnbarkeit zurückzuführen ist.

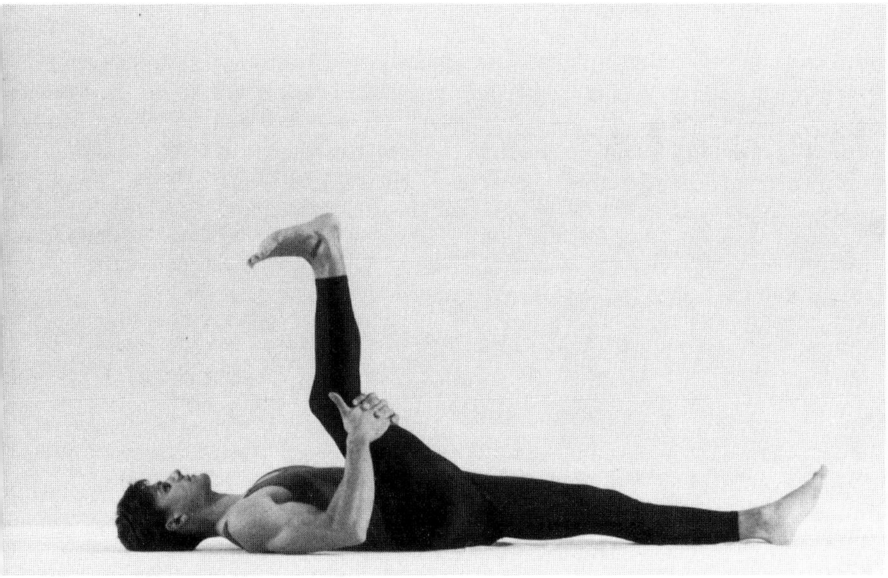

Abb. 152

Die Zehenspitzen des nach oben zeigenden Fußes werden zusätzlich kräftig in Richtung des Schienbeines gezogen.

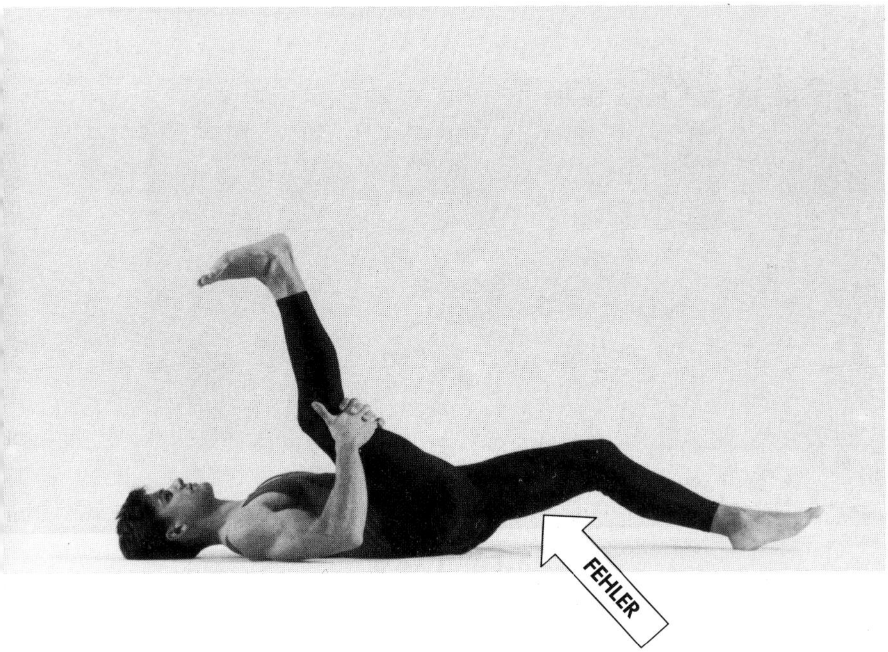

Abb. 153

Fehlerbild: Das auf dem Boden liegende, gestreckte Bein wird angebeugt.

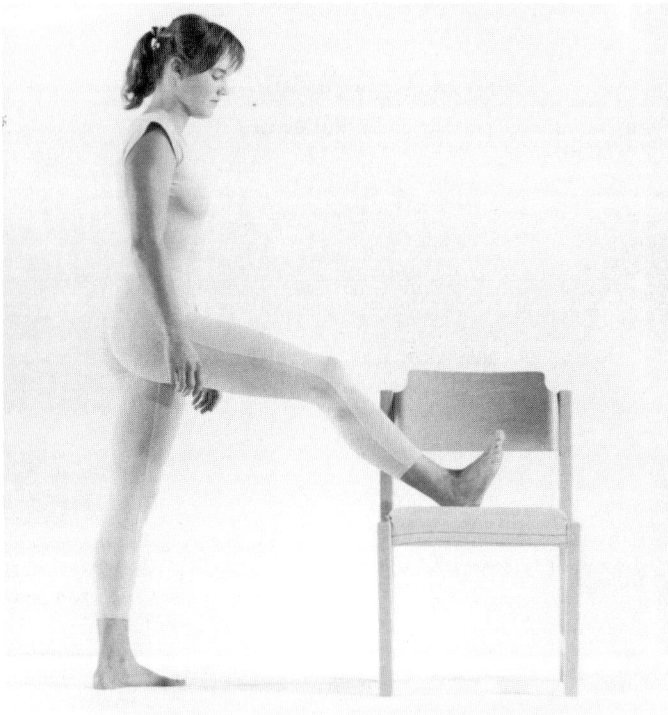

Verstärkte Dehnung

Mit Hilfe eines Stuhles oder einer anderen Auflagefläche gelingt eine weitere, sehr intensive Form der Dehnung der Oberschenkelrückseite.
Im aufrechten Stand wird ein Fuß mit der Ferse aufgestellt. Das Kniegelenk dieses Beines sollte leicht gebeugt sein. Beide Hände umfassen den Oberschenkel so, daß der Oberkörper auf das Bein abgelegt werden kann. Aus dieser Position wird das Gewicht langsam auf das Standbein verlagert, während das aufgestellte Bein gestreckt wird. Es muß nicht zur vollständigen Kniegelenksstreckung kommen, da die Intensität der Dehnung das Bewegungsausmaß bestimmt.

Abb. 154 Im aufrechten Stand wird ein Fuß mit der Ferse aufgesetzt. Das Bein ist im Kniegelenk leicht gebeugt.

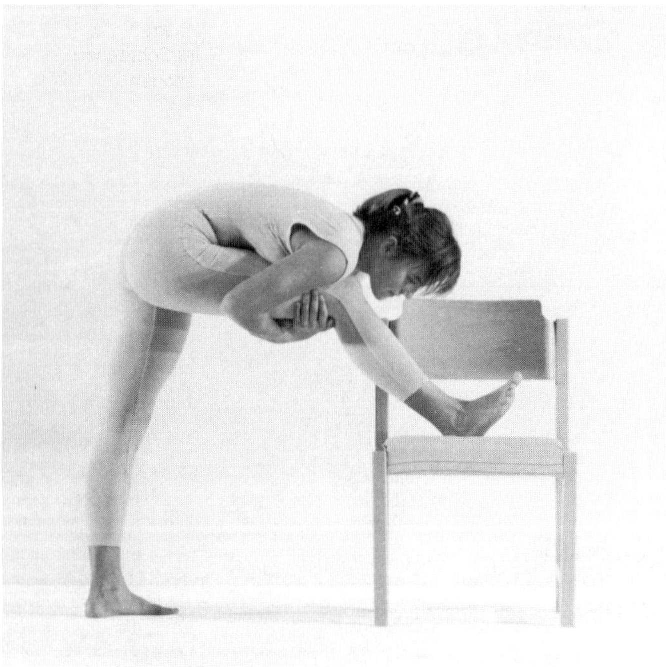

Abb. 155 Der Oberkörper wird auf den Oberschenkel des aufgestellten Beines abgelegt. Beide Hände umfassen den Oberschenkel.

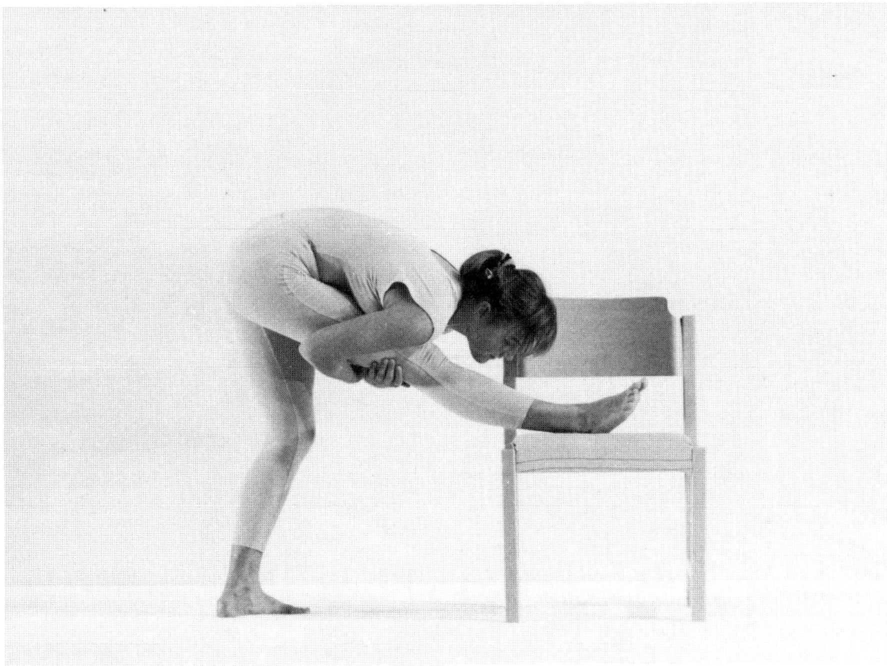

Abb. 156

Das Gewicht wird auf das Standbein verlagert, das gebeugte Kniegelenk nur soweit gestreckt, wie es ohne Ausweichbewegung des Oberkörpers möglich ist.

Achtung: Mit der Abbildung 157 wird wiederum eine häufig in der Praxis anzutreffende **fehlerhafte** Übung demonstriert. Dabei kommt es zu keiner funktionellen Dehnung der Oberschenkelrückseite, sondern zu einer Belastung für die Lendenwirbelsäule.
Ohne Zuhilfenahme eines Stuhles kann die Dehnung der vorigen Übung auch aus dem Stand ausgeführt werden. Dabei muß der Oberkörper entsprechend tiefer abgesenkt werden.

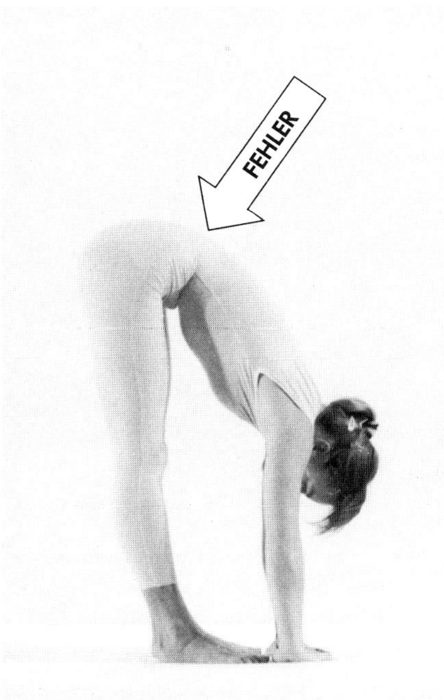

Abb. 157

Fehlerbild:
Bei mangelnder Beweglichkeit stellt das Tieffedern bei gestrecktenBeinen eine erhebliche Belastung der Lendenwirbelsäule dar.

Abb. 158

Im Seitgrätschstand ist ein Fuß im rechten Winkel zum anderen gestellt. Der Oberkörper wird auf den Oberschenkel des gedrehten Beines abgelegt, das im Kniegelenk gebeugt ist.

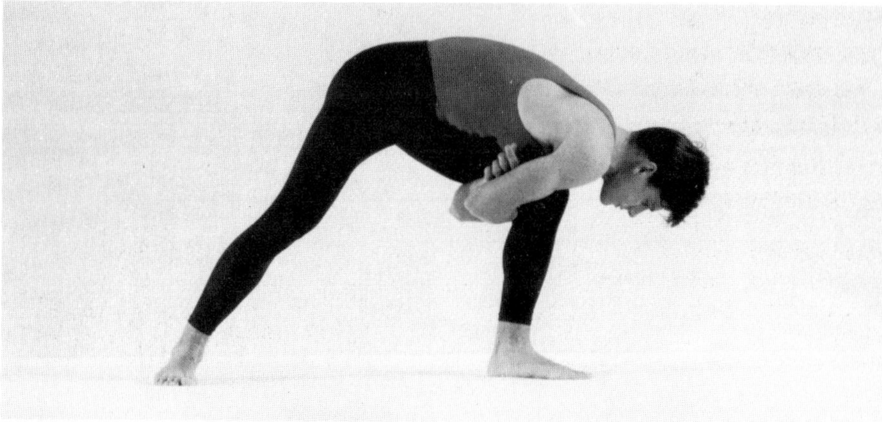

Abb. 159

Das gebeugte Kniegelenk wird nur soweit gestreckt, wie es ohne Ausweichbewegung des Oberkörpers möglich ist. Dabei wird das Gewicht auf das andere Bein verlagert, dessen Kniegelenk gebeugt wird.

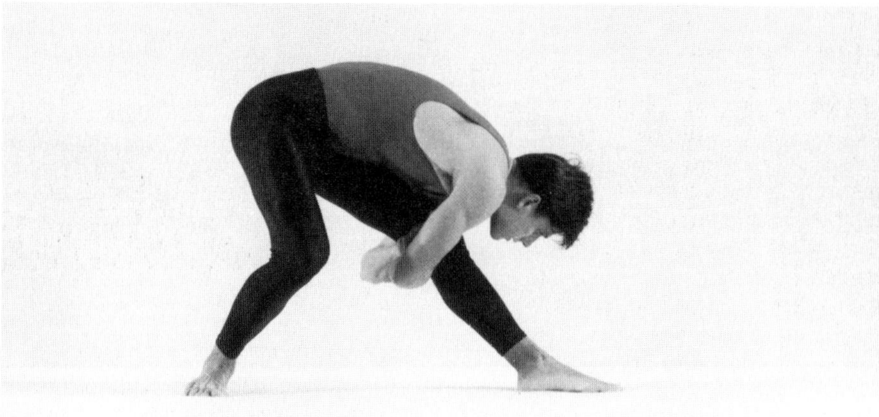

160

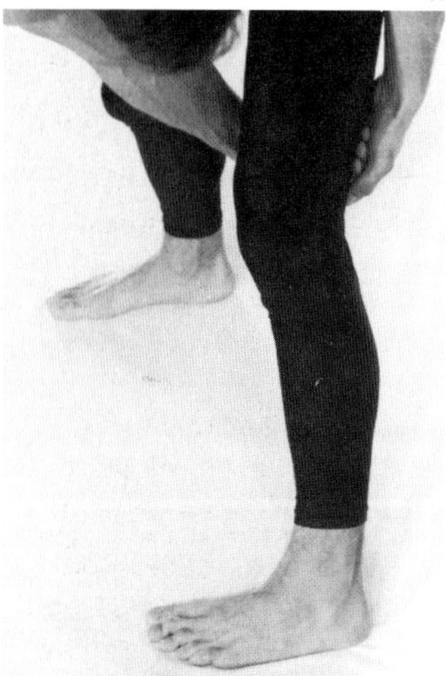

161

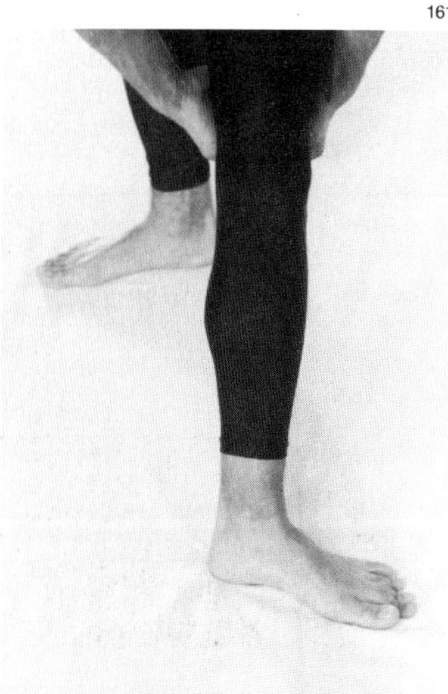

Variation
Die Übung läßt sich variieren, wenn in der Ausgangsstellung die Zehenspitzen mehr nach innen bzw. mehr nach außen gedreht werden.
Die Durchführung der Übung erfolgt wie zuvor, wobei darauf zu achten ist, daß der Oberkörper sich nicht vom Oberschenkel löst.

Abb. 160 Variation der Übung: Die Zehenspitzen des zu dehnenden Beines zeigen einmal mehr nach innen,

Abb. 161 und einmal mehr nach außen.

Dehnung der Oberschenkelvorderseite und der Hüftbeugemuskulatur

Ohne besondere Hilfsmittel läßt sich nur ein Teil der im Hüftgelenk beugenden Muskulatur prüfen. Da aber gerade diese Muskelgruppe die am häufigsten verkürzte ist, soll auf eine, wenn auch sehr einfache, Möglichkeit nicht verzichtet werden. Diese wurde zu Beginn des praktischen Teiles (vgl. S. 14) bereits in Teilen beschrieben.

Prüfung der Dehnfähigkeit der Hüftbeugemuskulatur

Test: In der Rückenlage wird ein Bein so dicht wie möglich zum Brustkorb gezogen. Das andere Bein bleibt gestreckt auf dem Boden liegen. Wenn sich das gebeugte Bein in maximaler Hüftbeugung befindet, ohne daß die Gegenseite sich vom Boden löst, liegt eine ausreichende Dehnfähigkeit vor (Abb. 162). Bei einer verminderten Dehnfähigkeit wird das gestreckte Bein vom Boden gehebelt.

Übung

In der Bauchlage greift eine Hand den gleichseitigen Fußrücken, während das andere Bein gestreckt liegen bleibt. Die beiden knöchernen Auflagepunkte des Beckens werden kräftig in den Boden gedrückt. Erst dann zieht die Hand die Ferse zum Gesäß, ohne daß dabei die Beckenstabilisation aufgegeben wird. Kann mit dieser Übung keine Dehnung der Oberschenkelvorderseite erreicht werden, so sollte eine der folgenden Übungen gewählt werden.

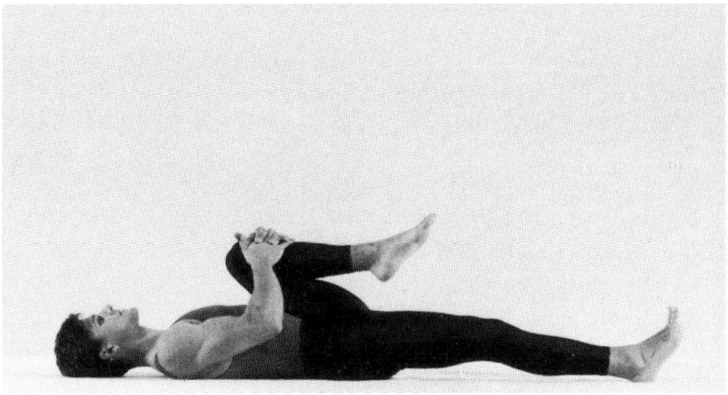

162

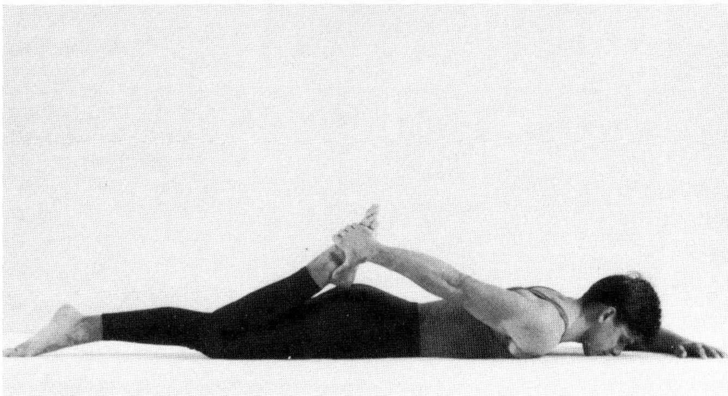

163

Achtung: Die Abbildung 164 zeigt eine verbreitete **fehlerhafte** Übung, die keine gezielte Dehnung der Oberschenkelvorderseite beinhaltet. Die Lendenwirbelsäule kann hierbei wiederum stark belastet werden.

Abb. 164

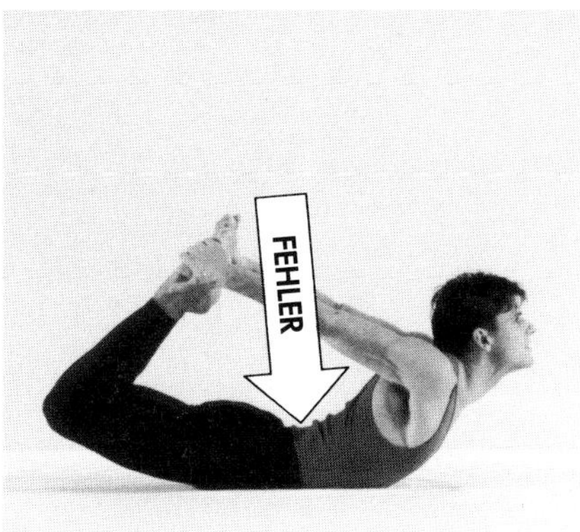

Abb. 162

Dehnfähigkeit der Hüftbeugemuskulatur
In der Rückenlage wird ein Kniegelenk mit beiden Händen umgriffen, der Oberschenkel so dicht wie möglich zum Oberkörper gezogen. Das andere Bein bleibt dabei ausgestreckt liegen.

Abb. 163

In der Bauchlage greift eine Hand den gleichseitigen Fußrükken. Bei gespannter Bauchmuskulatur wird die Ferse zum Gesäß gezogen.

165

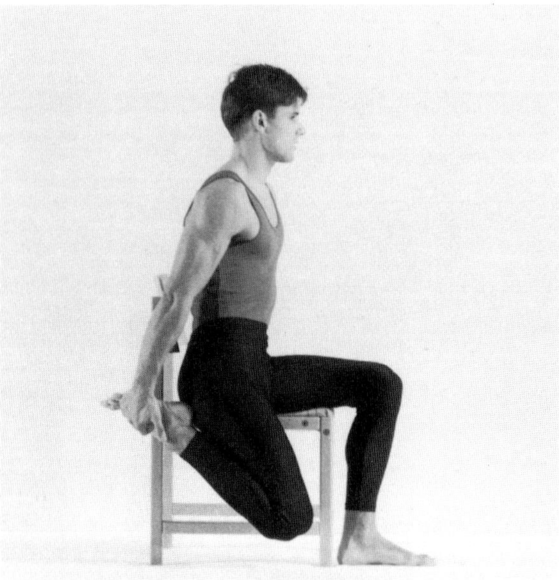

166

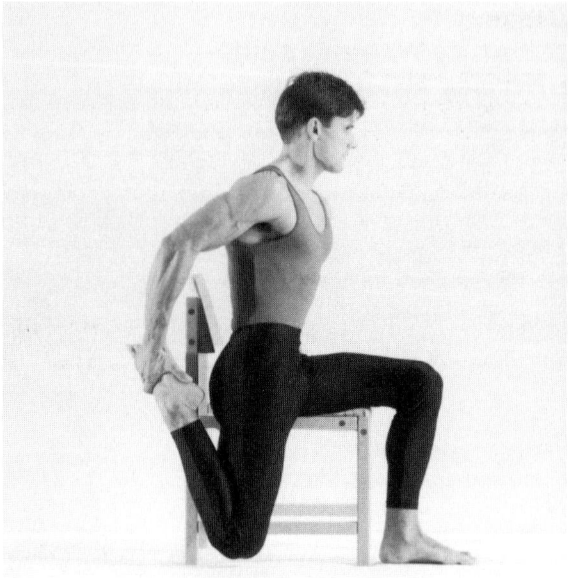

Abb. 165

Im Sitz auf einem Stuhl greift eine Hand den gleichseitigen Fußrükken. Der Fuß des anderen Beines ist mit der ganzen Fußsohle aufgestellt.

Abb. 166

Bei gespannter Bauchmuskulatur wird die Ferse zum Gesäß gezogen.

Variation

Aus dem Sitz auf einem Stuhl ist die Muskulatur der Oberschenkelvorderseite und die Hüftbeugemuskulatur ebenfalls gut zu dehnen.

Dabei wird die Sitzposition so verändert, daß ein Bein neben die Sitzfläche gezogen werden kann. Dies geschieht wie zuvor, indem eine Hand den gleichseitigen Fußrücken greift. Das andere Bein ist mit dem Fuß fest aufgestellt. Die Bauchmuskeln werden angespannt in der Vorstellung, »die Bauchdecke einzuziehen«. Erst dann wird die Ferse zum Gesäß gezogen.

Achtung: Das **Fehlerbild** zeigt eine Ausweichbewegung, die bei mangelnder Bauchmuskelspannung zustande kommt. In dieser »Hohlkreuzstellung« ist keine ausreichende Dehnung möglich.

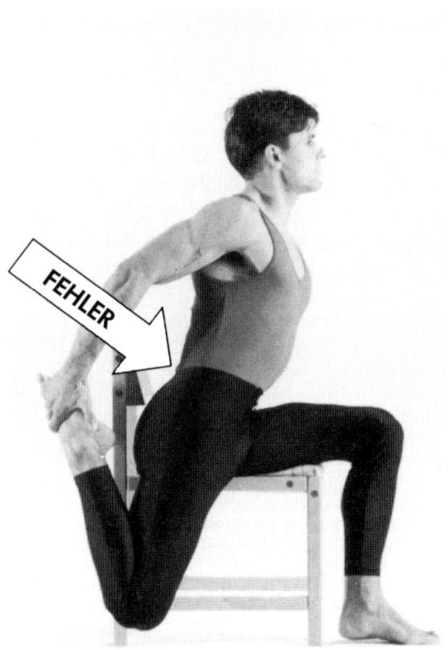

Abb. 167 **Fehlerbild:** Das Becken wird nicht stabilisiert, die Lendenwirbelsäule weicht aus.

Übung

Mit den folgenden beiden Übungen können zunächst die Anteile der Hüftbeugemuskulatur und danach die Muskulatur der Oberschenkelvorderseite in ihre Dehnpositionen gebracht werden. Im einbeinigen Kniestand auf einer weichen Unterlage wird der vordere Fuß so aufgestellt, daß eine stabile Ausgangsposition entsteht. Das Gewicht wird langsam auf das vordere Bein verlagert, die Hüfte des rückgestellten Beines dabei in Richtung des Bodens gesenkt. Der Oberkörper folgt der Bewegung mit möglichst gerader Wirbelsäule.
Die Dehnung in der Hüftbeuge ist nicht immer deutlich zu spüren, was jedoch nicht zum Abbruch der Übung führen sollte.

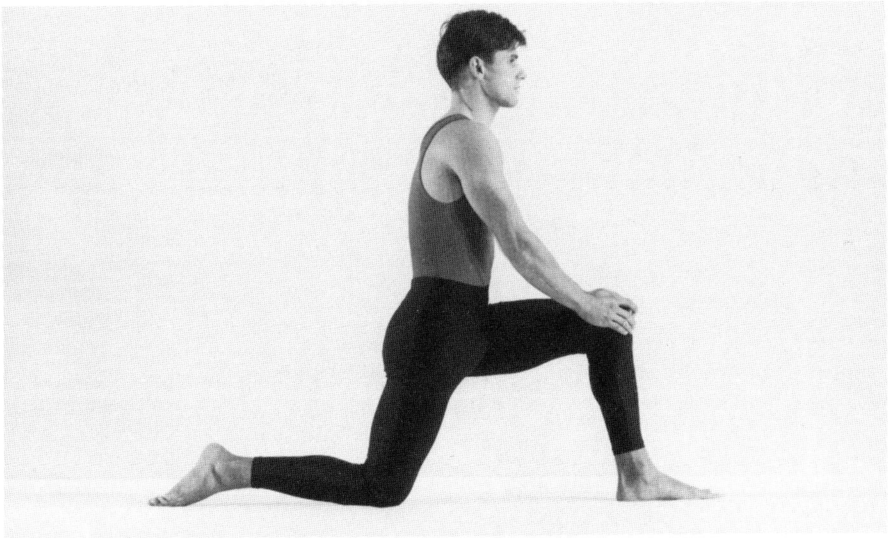

Abb. 168

Im Kniestand auf einem Bein wird der vordere Fuß mit der ganzen Fußsohle aufgesetzt.

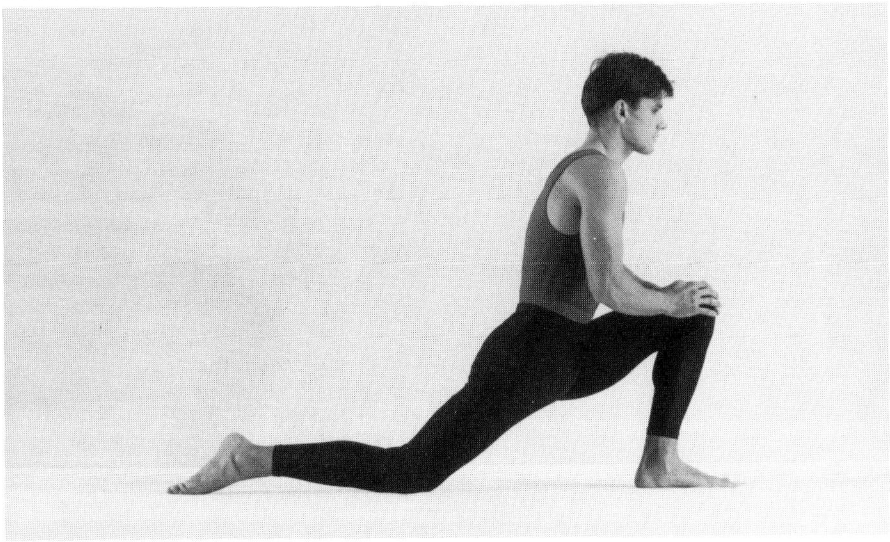

Abb. 169

Das Gewicht wird zum vorderen Bein verlagert, das Hüftgelenk des rückgestellten Beines gestreckt. Die Wirbelsäule bleibt gerade.

Übung

Für die zweite Dehnung ist bereits etwas Grundbeweglichkeit eine notwendige Voraussetzung. Kann die abgebildete Position nicht eingenommen werden, so sollte auf eine der anderen Dehnübungen für die Oberschenkelvorderseite ausgewichen werden.

Die Dehnung wird wie zuvor durch das Vorverlagern des Gewichtes bei möglichst gerader Wirbelsäule erreicht. Die Hand greift den gleichseitigen Fußrücken und zieht dabei die Ferse zum Gesäß.

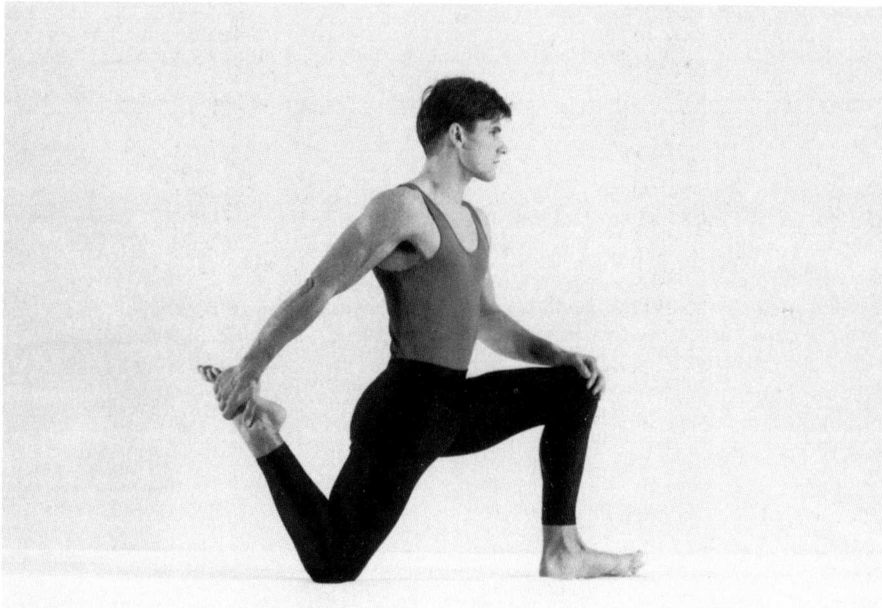

Abb. 170

Eine Hand greift den gleichseitigen Fußrücken, mit der Gewichtsverlagerung wird die Ferse in Richtung des Gesäßes gezogen.

Übung

Der aufrechte Stand ist die labilste Ausgangsposition und sollte nur gewählt werden, wenn die beschriebene Übung sicher ausgeführt werden kann.
Eine Hand greift wiederum den gleichseitigen Fußrücken. In der Vorstellung, »die Bauchdecke einzuziehen«, werden die Bauchmuskeln gespannt und somit das Becken stabilisiert. Durch den Zug am Fuß wird der Oberschenkel in die Hüftstreckung und das Kniegelenk in eine starke Beugung gebracht. Dabei darf der Oberkörper nicht nach vorne gebeugt werden und die Lendenwirbelsäule nicht in die »Hohlkreuzposition« ausweichen.

171

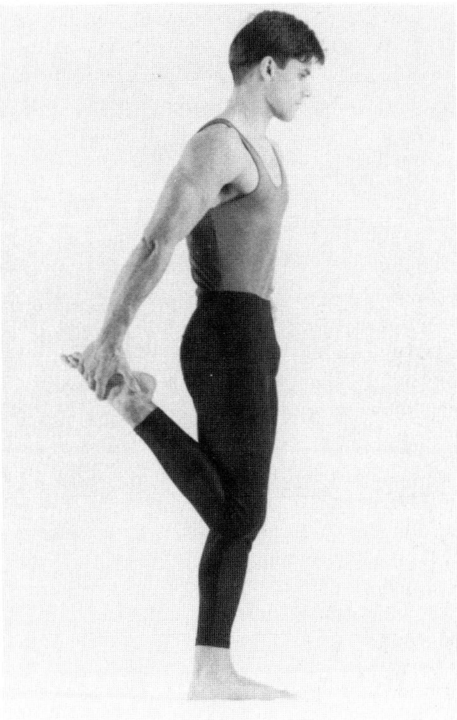

172

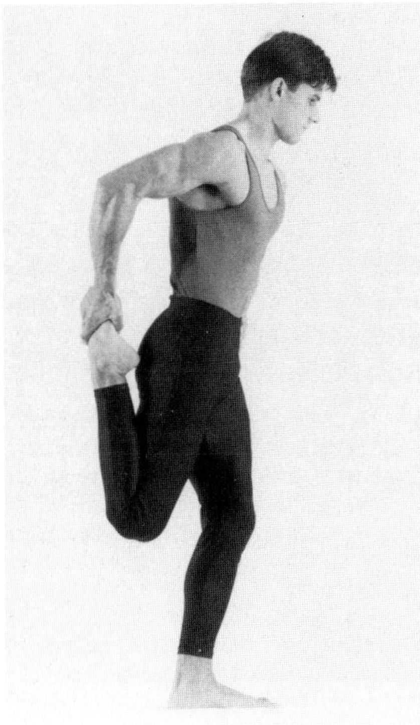

Abb. 171

Im aufrechten Stand greift eine Hand den gleichseitigen Fußrücken.

Abb. 172

Bei gespannter Bauchmuskulatur wird die Ferse zum Gesäß gezogen.

Achtung: Mit der Abbildung 173 ist eine in der Praxis verbreitete Dehnübung für die Hüftbeugemuskulatur und die Oberschenkelvorderseite dargestellt. Wie bei allen für diese Muskelgruppe beschriebenen Dehnpositionen ist die mögliche Ausweichbewegung der Lendenwirbelsäule zu beachten. Kommt es, wie im **Fehlerbild** dargestellt, zu einer solchen Verlagerung der Wirbelsäule, stellt die Übung eine verstärkte Belastung dieser Anteile des Bewegungsapparates dar und ist somit eher zu meiden.

Abb. 173

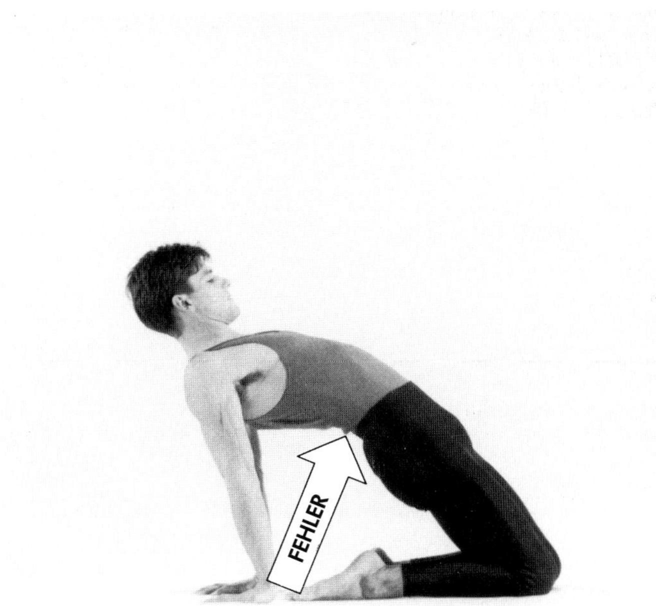

Die beschriebenen Dehnstellungen für die Hüftbeugemuskulatür sind eine sinnvolle Ergänzung zu jeder Form des Bauchmuskeltrainings.

174

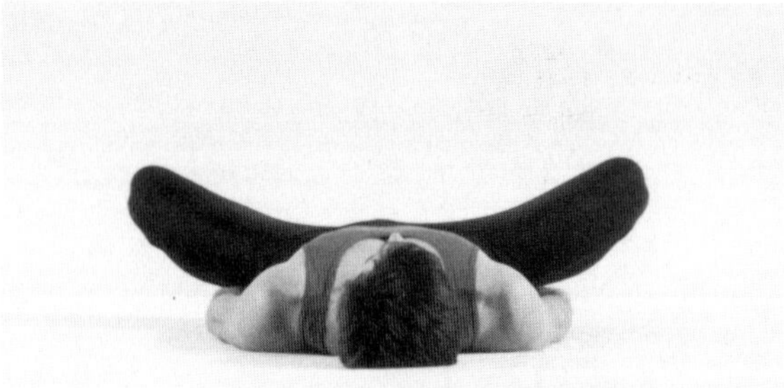

175

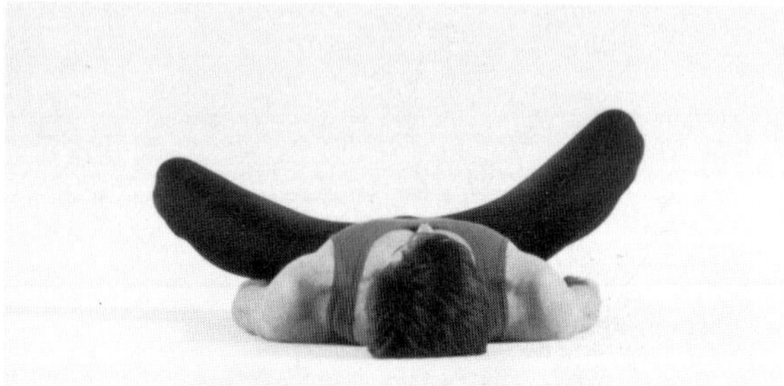

Abb. 174

Dehnfähigkeit der Anzieher des Oberschenkels
In der Rückenlage werden beide Beine so weit angestellt, daß sich die Fersen möglichst dicht am Gesäß befinden. Beide Knie werden nach außen fallen gelassen.

Abb. 175

Einseitige mangelnde Dehnfähigkeit
Sinkt ein Knie weniger weit als das andere ab, so ist die betreffende Seite vermindert dehnfähig.

Dehnung der Oberschenkelinnenseite

Die Muskulatur der Oberschenkelinnenseite kann am einfachsten durch einen Seitenvergleich an linkem und rechtem Bein geprüft werden. Ein Hinweis für eine mangelnde Dehnfähigkeit kann die Stärke des Dehngefühles in der Prüfposition sein.

Prüfung der Dehnfähigkeit der Anzieher der Oberschenkel

Test: In der Rückenlage werden beide Beine soweit angestellt, daß die Fersen möglichst nahe am Gesäß sind. Die Knie werden nach außen fallengelassen und die Muskulatur möglichst entspannt.
Je weiter die Knie nach außen sinken, um so mehr Dehnfähigkeit ist vorhanden. Die Abb. 174 zeigt eine gute Endposition.

Sinkt jedoch ein Kniegelenk weniger weit ab (Abb. 175) und ist auf dieser Seite eine stärkere Dehnung zu fühlen, ist die betreffende Seite bevorzugt zu dehnen.

Übung

Im Sitz mit angestellten Beinen werden beide Füße mit den Händen zum Gesäß gezogen. Die Brustwirbelsäule wird aufgerichtet in der Vorstellung, »groß zu werden«. Erst dann ziehen die Kniegelenke in Richtung des Bodens, ohne daß der aufrechte Sitz verlassen wird.
Mit dieser Übung werden nur bestimmte Anteile der genannten Muskelgruppe gedehnt, so daß die nächste Dehnstellung immer als Ergänzung angefügt werden sollte.

176

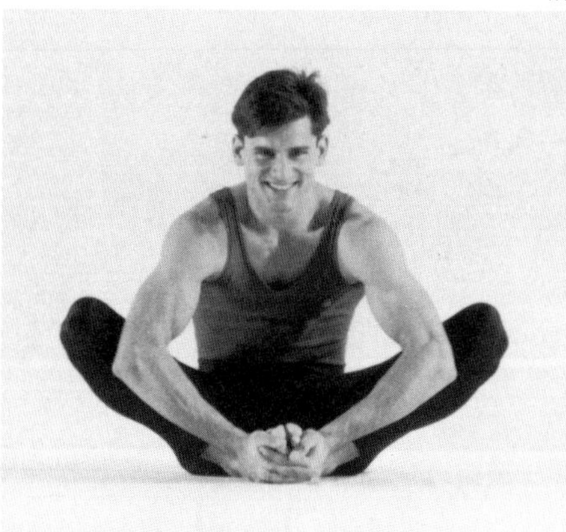

177

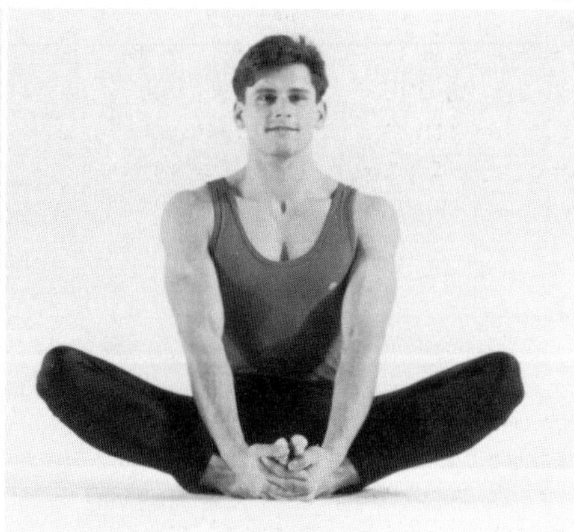

Abb. 176

Im Sitz werden beide Fersen mit den Händen zum Gesäß gezogen.

Abb. 177

Die Brustwirbelsäule wird aufgerichtet, die Kniegelenke nach außen gegen den Boden geführt.

178

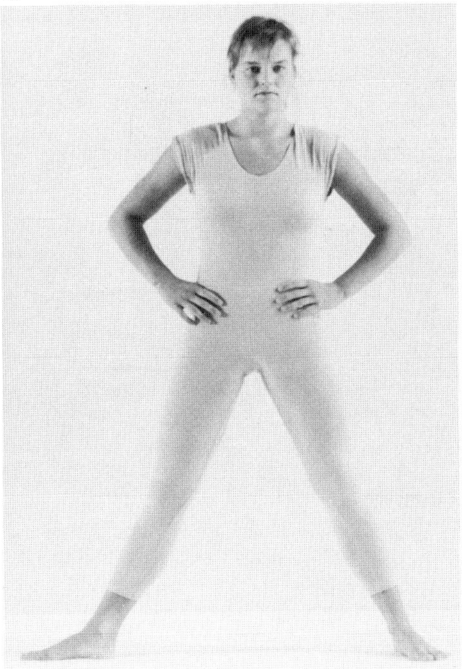

179

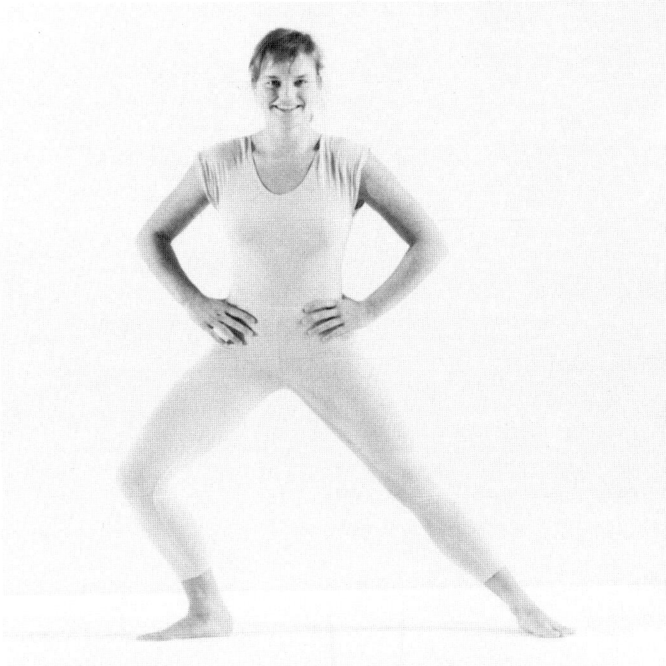

Übung

Im aufrechten Stand bei leichter Seitgrätschstellung sind die Zehenspitzen leicht nach außen gedreht. Das Gewicht wird zu einer Seite verlagert, das Bein der Gegenseite bleibt gestreckt. Das gebeugte Kniegelenk ist über dem Fußrücken, sollte also nicht nach innen oder außen gedrückt werden.
Das Becken bleibt aufgerichtet, was durch Hände im Hüftstütz gut kontrolliert werden kann. Kommt es zu keiner Dehnung der Oberschenkelinnenseite, so ist die Seitgrätschstellung zu vergrößern.

Achtung: Das **Fehlerbild** zeigt eine Position, die in der Praxis häufig eingenommen wird. Dabei kommt es jedoch nicht zu der beabsichtigten Dehnung.

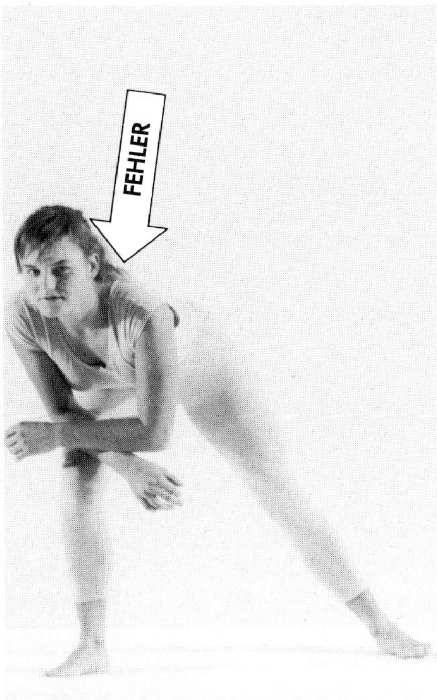

Abb. 178

Im aufrechten Stand werden die Beine mehr als hüftbreit gegrätscht, die Zehenspitzen sind leicht nach außen gedreht. Die Hände liegen auf dem Becken.

Abb. 179

Das Gewicht wird zu einem Bein verlagert, während das andere gestreckt bleibt. Das Becken soll die aufgerichtete Position nicht verlassen.

Abb. 180

Fehlerbild: Der Oberkörper wird auf das gebeugte Bein abgelegt, das Becken weicht somit aus.

Verstärkte Dehnung

Eine sehr intensive Dehnung der Anzieher der Oberschenkel kann durch folgende Übung erreicht werden.
Im Stütz auf den Unterarmen und den Unterschenkeln wird das Becken so eingestellt, daß sich die Hüftgelenke leicht vor den Kniegelenken befinden. Die Knie werden soweit auseinandergeführt, bis eine leichte Dehnung an den Oberschenkelinnenseiten zu fühlen ist. Die Wirbelsäule wird in eine »Hohlkreuzstellung« gebracht, die in dieser Ausgangsstellung keine Belastung für den Bewegungsapparat darstellt.
Durch das vorsichtige Rückverlagern des Gewichtes wird die Dehnung eingeleitet. Der Rücken darf dabei nicht gerundet werden.

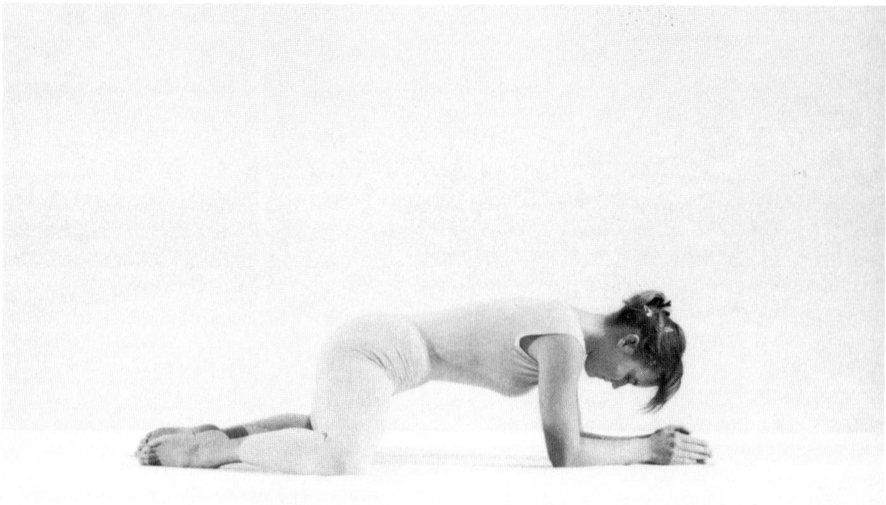

Abb. 181

Im Stütz auf den Unterschenkeln und den Unterarmen befinden sich die Hüftgelenke leicht vor den Kniegelenken. Die Kniegelenke sind so weit auseinandergesetzt, daß eine leichte Dehnung an den Oberschenkelinnenseiten entsteht.

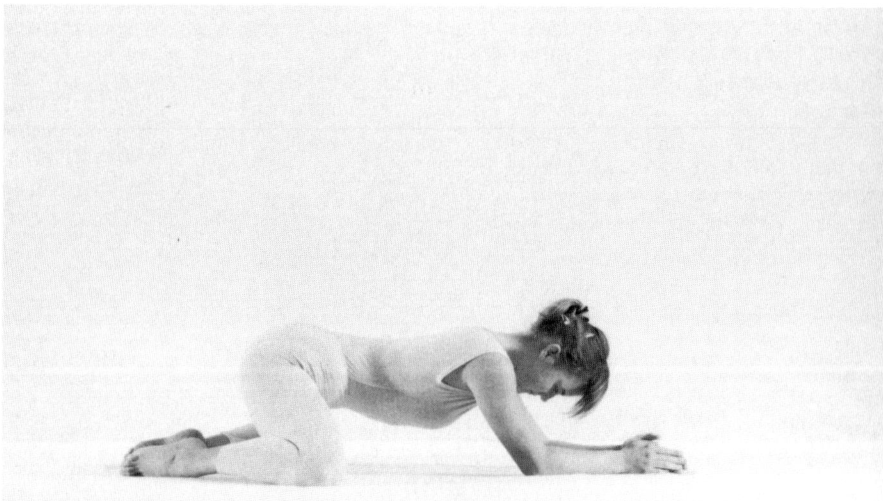

Abb. 182

Die Lendenwirbelsäule sinkt in eine »Hohlkreuzstellung« ab.

Drehung der Wirbelsäule – Dehnung der Gesäß- und Rückenmuskulatur

Übung

Im Sitz auf dem Boden wird ein Fuß neben das Kniegelenk des gestreckten Beines gestellt. Der Arm der Gegenseite berührt mit dem Ellenbogen von außen das gebeugte Knie. Durch kräftigen Druck des Ellenbogens gegen das angestellte Bein wird der Oberschenkel in Richtung des Oberkörpers gedrückt. Dabei sollte sich das Gesäß nicht vom Boden lösen. Nun dreht sich der gesamte Rumpf entgegen der eingeleiteten Dehnung, der Kopf folgt der Bewegung.

Zu einer besseren Sicherung des Gleichgewichtes wird die freie Hand hinter dem Gesäß aufgestützt.

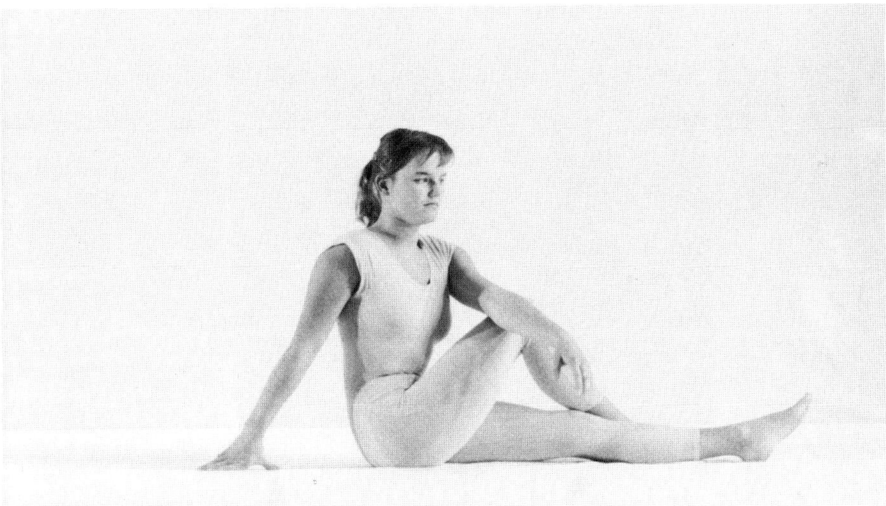

Abb. 183

Im Sitz ist ein Fuß neben dem Kniegelenk des gestreckten Beines aufgestellt. Der Ellenbogen der Seite des gestreckten Beines wird von außen gegen das gebeugte Knie gesetzt. Die freie Hand stützt den Oberkörper.

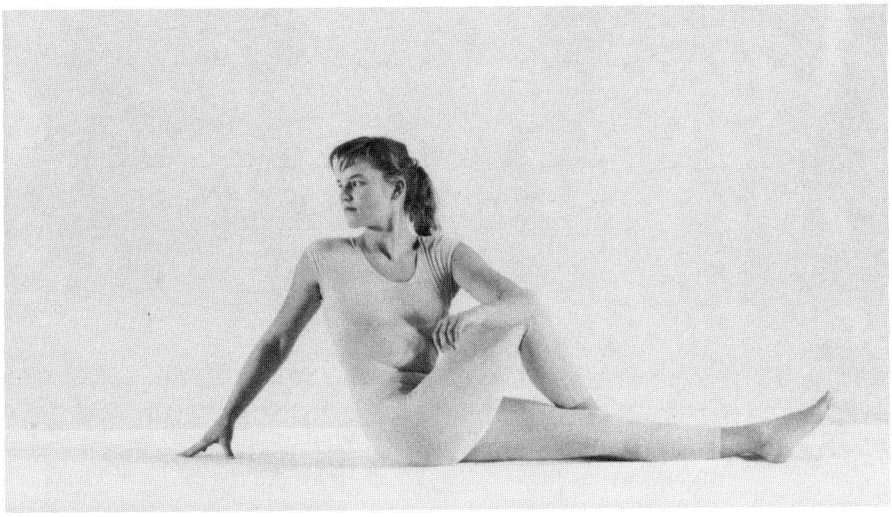

Abb. 184

Das gebeugte Bein wird durch den Druck des Ellenbogens zum Oberkörper geführt. Der Rumpf dreht sich entgegen, der Kopf folgt der Bewegung.

Rundung der Wirbelsäule – Dehnung der Rückenmuskulatur

Übung

In der Rückenlage sind beide Beine soweit angebeugt, daß die Oberschenkel den Oberkörper berühren. Die beiden Hände fassen von außen auf die Kniegelenke, die etwas mehr als hüftbreit auseinandergenommen sind. Durch kräftigen Zug an beiden Beinen werden die Hüftgelenke weiter angebeugt, der Kopf wird abgehoben und zwischen die Knie gebracht.
In der Endposition sollte der Körper so klein wie möglich zusammengerollt sein.
Diese Position kann als Ausgleichsübung nach allen Rückenmuskelkräftigungen eingenommen werden.

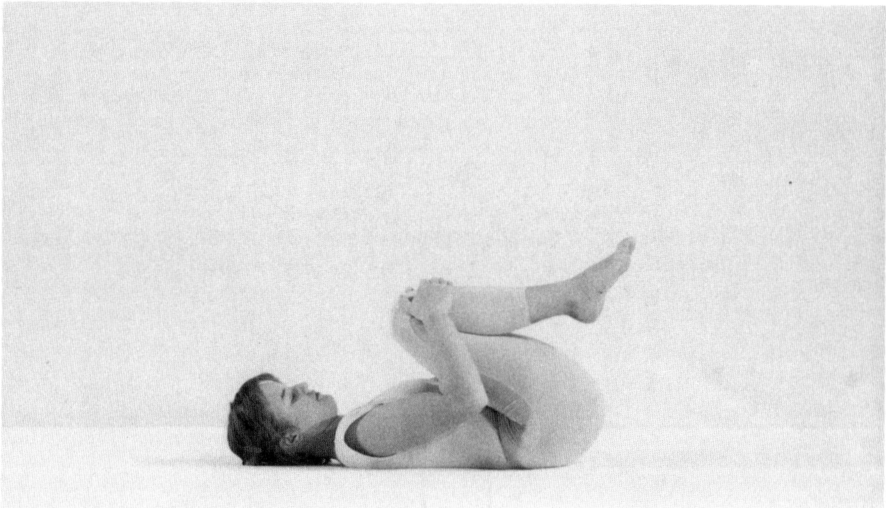

Abb. 185

In der Rückenlage greifen beide Hände auf die Kniegelenke und ziehen die Oberschenkel dicht zum Oberkörper.

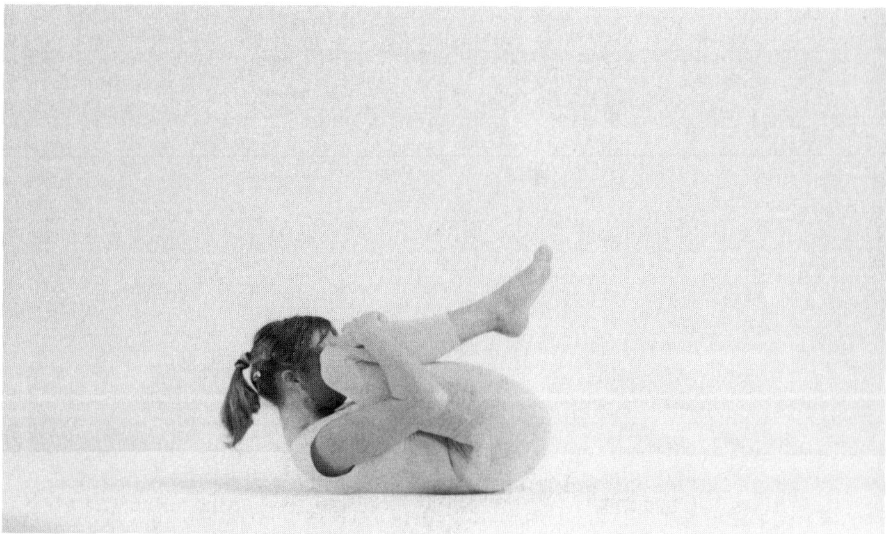

Abb. 186

Die Knie werden soweit auseinandergenommen, daß der Kopf dazwischen paßt. Der ganze Körper wird so klein wie möglich zusammengerollt.

Drehung der Wirbelsäule – Dehnung der Rückenmuskulatur

Übung

In der Seitlage werden beide Beine weit angebeugt, der Oberkörper liegt gerade. Aus dieser Position wird die obenliegende Schulter langsam rückgedreht. Der obere Arm kann dabei gebeugt bleiben. Wenn die Dehnung nicht als unangenehm empfunden wird, kann er auch gestreckt abgelegt werden. Die Beine bleiben in der Ausgangsposition liegen, die gebeugten Knie heben sich folglich nicht vom Boden ab.
Wenn diese Übung mühelos gelingt, kann sie durch eine kleine Veränderung etwas intensiviert werden, die anschließend beschrieben wird.

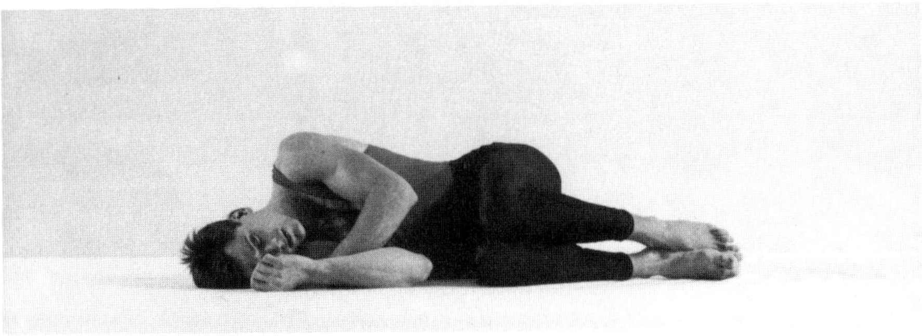

Abb. 187

In der Seitlage sind beide Beine weit angebeugt, der Oberkörper liegt gerade.

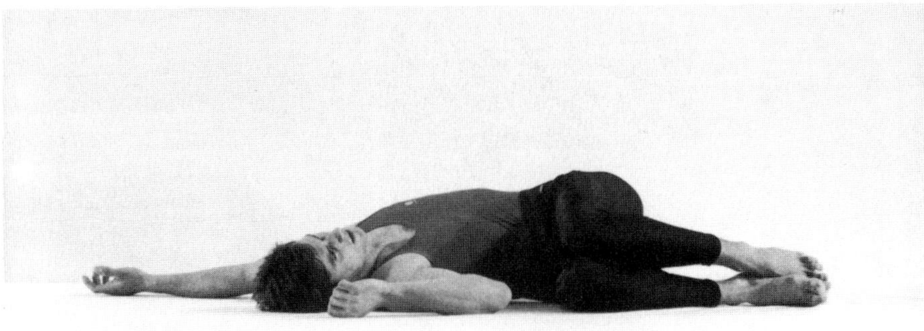

Abb. 188

Die obere Schulter wird langsam zurückgedreht, die Kniegelenke bleiben in der Ausgangsposition.

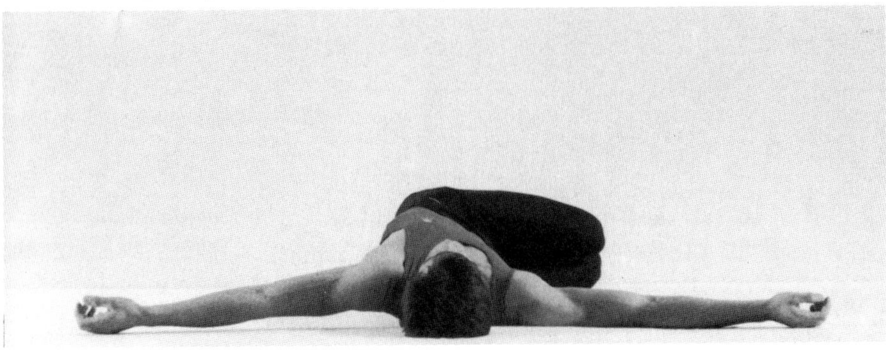

Abb. 189

Variation der Übung: Der obenliegende Arm wird gestreckt hinter dem Kopf abgelegt.

Verstärkte Dehnung
In der Seitlage wird das obere Bein gebeugt auf das untere abgelegt. Die Hand des unteren Armes hält das Kniegelenk gegen den Boden. Die Rückdrehung der oberen Schulter bzw. des gestreckten Armes erfolgt wie zuvor.
Mit Hilfe einer harten Schaumstoffrolle oder einer fest zusammengerollten Decke ist eine weitere Dehnstellung möglich. In der Seitlage wird die Rolle oder die Decke unter die Brustwirbelsäule gelegt. Das untere Bein ist angebeugt, um eine stabilere Ausgangsposition zu erreichen. Der obere Arm wird über den Kopf in Richtung Boden gesenkt, bis die Dehnung in der oberen Körperseite spürbar ist.
Bei den letzten drei Dehnstellungen bietet es sich an, auch längere Zeit in den beschriebenen Positionen zu verweilen. Die Dehnung kann dabei durch die Atmung unterstützt werden, indem »in die gedehnte Seite hineingeatmet wird«.

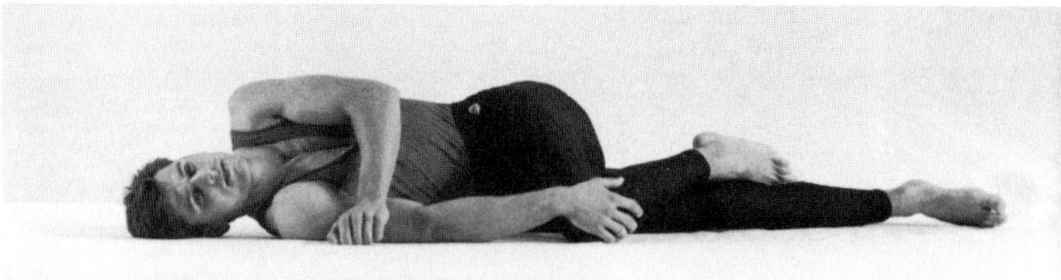

Abb. 190

In der Seitlage wird das untere Bein gestreckt, das obenliegende angebeugt. Die Hand des unteren Armes hält das gebeugte Kniegelenk gegen den Boden.

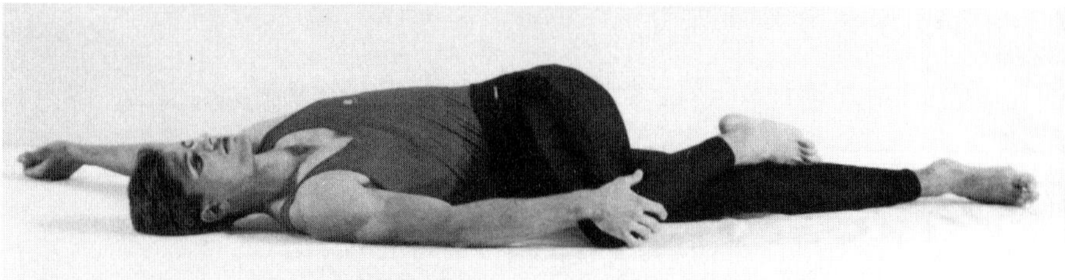

Abb. 191

Die obenliegende Schulter wird langsam zurückgedreht, das Kniegelenk bleibt in der Ausgangsposition.

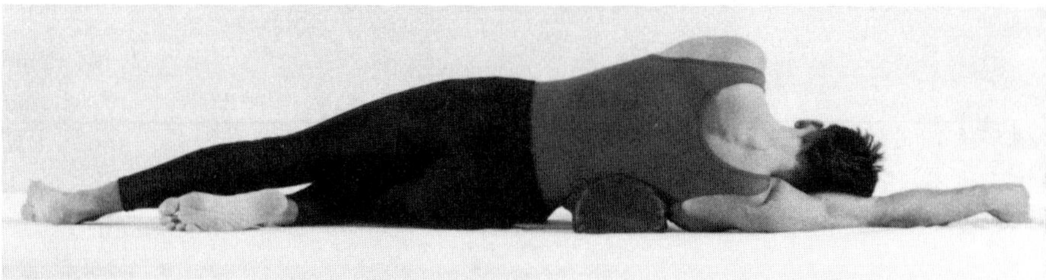

Abb. 192

In der Seitlage ist die Wirbelsäule dicht unterhalb des Schultergelenkes mit einer Rolle unterlagert. Der Körper liegt auf einer Geraden, das untere Bein ist gebeugt.

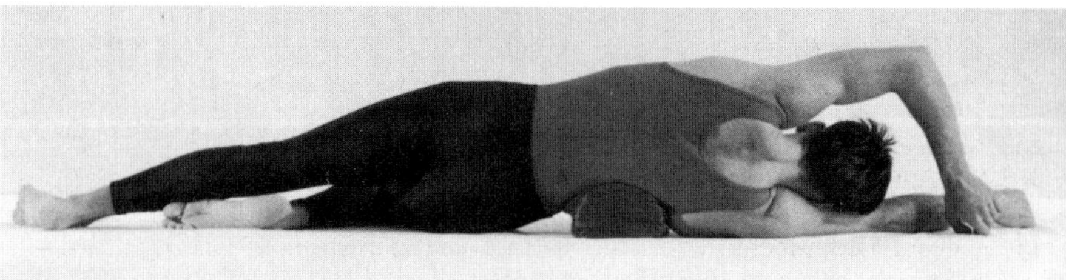

Abb. 193

Der obenliegende Arm wird über dem Kopf auf der Verlängerung des Körpers in Richtung des Bodens gezogen.

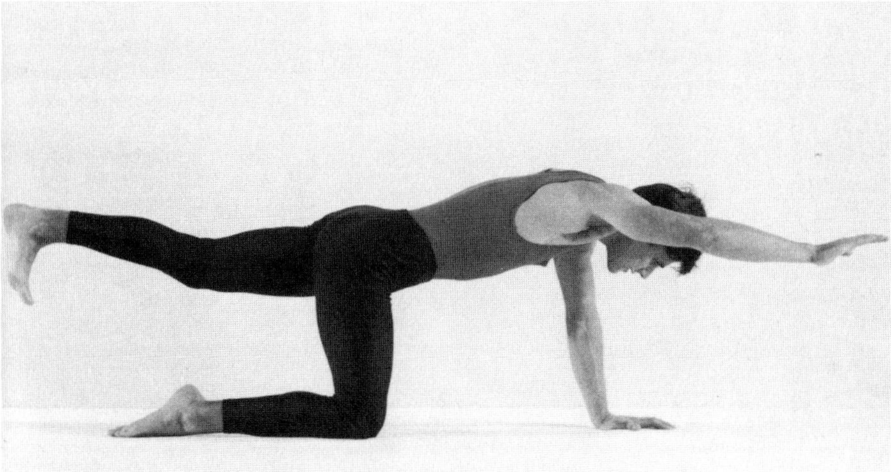

Abb. 194

Aus dem Stütz auf den Unterschenkeln und den Händen werden ein Bein und der Arm der Gegenseite bis zur Horizontalen angehoben.

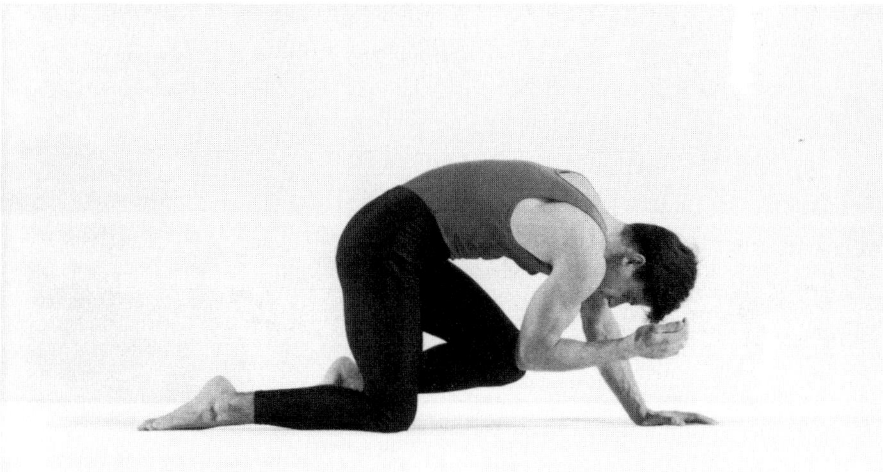

Abb. 195

Ein Ellenbogen und das Kniegelenk treffen sich unter dem Körper, die Wirbelsäule wird gerundet.

Stabilisation und Mobilisation der gesamten Wirbelsäule

Übung

Eine kombinierte Stabilisations- und Mobilisationsübung erfolgt aus dem Stütz auf den Unterschenkeln und den Handflächen oder Fäusten (siehe hierzu auch S. 51). Aus dieser Ausgangsposition werden ein Bein und der diagonal zugehörige Arm auf die gedachte Verlängerung der Wirbelsäule angehoben. Die Horizontale sollte nicht überschritten werden, da dies meist zu Ausweichbewegungen in der Wirbelsäule führt.
In der Gegenbewegung kommen sich der Ellenbogen und das Kniegelenk unter dem Körper entgegen und treffen sich. Der Rücken wird dabei gerundet, die Position sollte stabil gehalten werden.
Diese Übung kann sehr gut mit der Ein- und der Ausatmung verbunden werden. Dabei wird in die runde Position aus- und in die gestreckte Stellung eingeatmet.

Dehnung der Brustmuskulatur und der Muskulatur des Schultergürtels

Übung

Für die folgende Dehnung muß die Stützposition auf den Unterschenkeln und den Händen verändert werden. Die Hände gleiten auf dem Boden weit nach vorne und sind dabei etwa schulterbreit aufgestützt. Beide Schultergelenke werden in Richtung des Bodens gedrückt, wobei die Wirbelsäule möglichst gerade gehalten werden sollte. Der Blick bleibt bei der Grundform nach unten gerichtet.
Die Übung wird variiert, indem die Hände weit auseinander aufgesetzt werden und jeweils nur eine Schulter in Richtung des Bodens zieht.

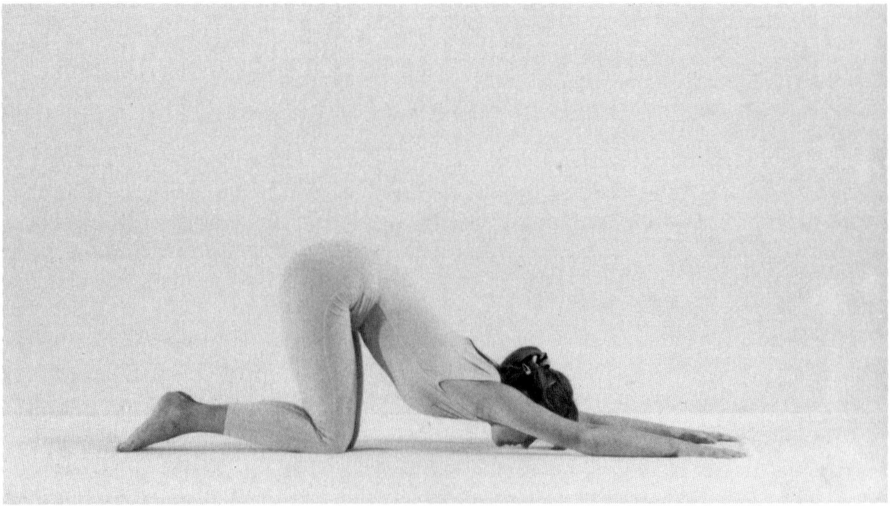

Abb. 196

Aus dem Kniestand werden die gestreckten Arme in der Verlängerung der Wirbelsäule über dem Kopf abgelegt. Beide Schultergelenke werden in Richtung des Bodens gezogen.

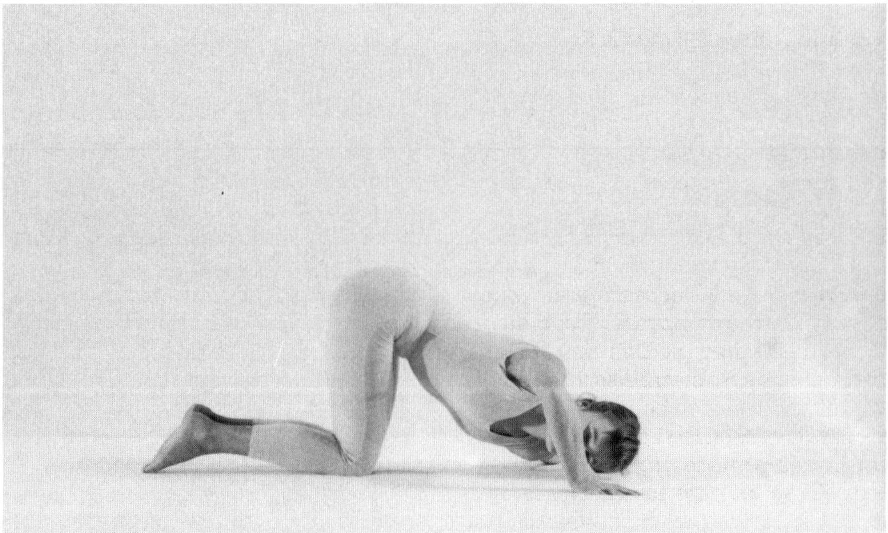

Abb. 197

Ein Arm wird gestreckt zur Seite abgelegt und das gleichseitige Schultergelenk zum Boden gezogen. Die andere Hand stützt den Oberkörper.

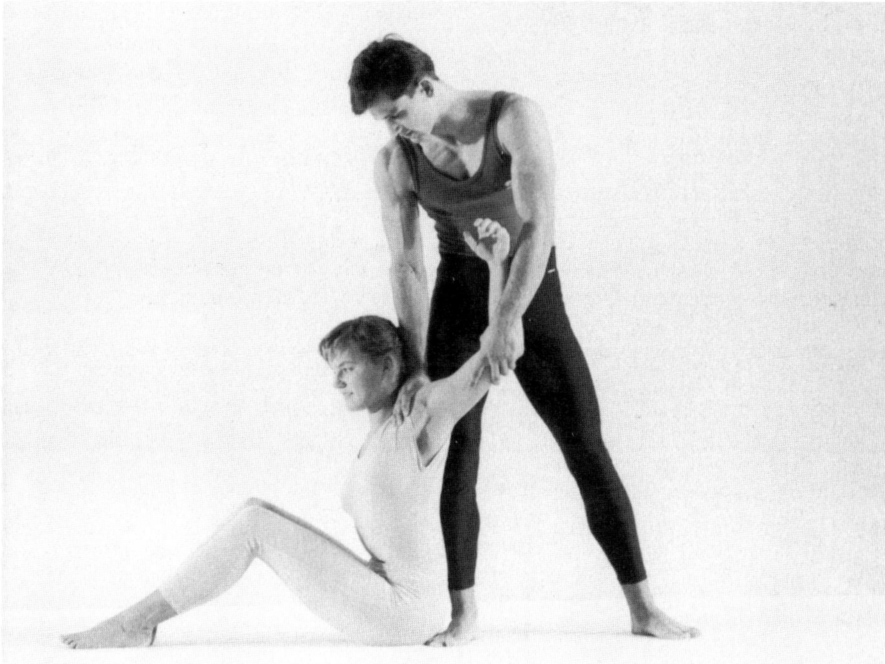

Abb. 198

Im Sitz mit angestellten Beinen wird durch einen Partner ein Arm langsam zurückgeführt. Ein Unterschenkel des Partners stützt dabei die Wirbelsäule, eine Hand die gleichseitige Schulter.

Abb. 199

Beide Arme werden durch den Partner zugleich zurückgeführt.

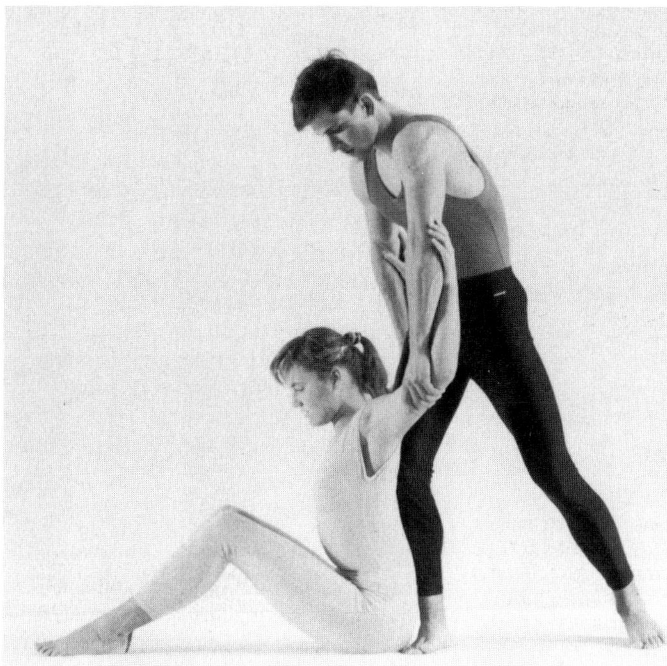

Variation durch Partnerhilfe

Die beiden letztgenannten Übungen führen bei mangelnder Stabilisationsfähigkeit sehr leicht zu Ausweichbewegungen in der Wirbelsäule. Deshalb bietet sich hier eine Alternative in Form einer Partnerübung an.

Die Wirbelsäule wird durch ein Bein des Partners gestützt, die Schulter durch eine Hand fixiert. Der nach oben ausgestreckte Arm wird langsam rückgeführt, wobei der Partner die Dehnung beendet, wenn die Brustwirbelsäule nach vorne auszuweichen beginnt.

Gelingt die Dehnung kontrolliert, das heißt ohne Veränderung der Wirbelsäulenstellung, kann sie auch mit beiden Armen zugleich ausgeführt werden.

200

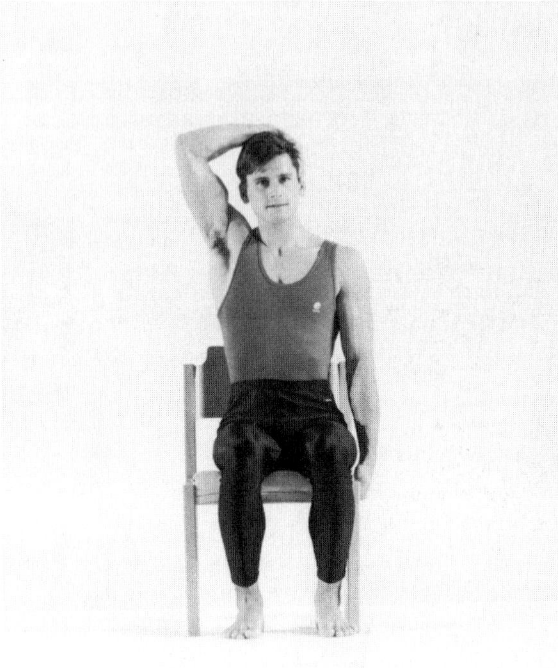

201

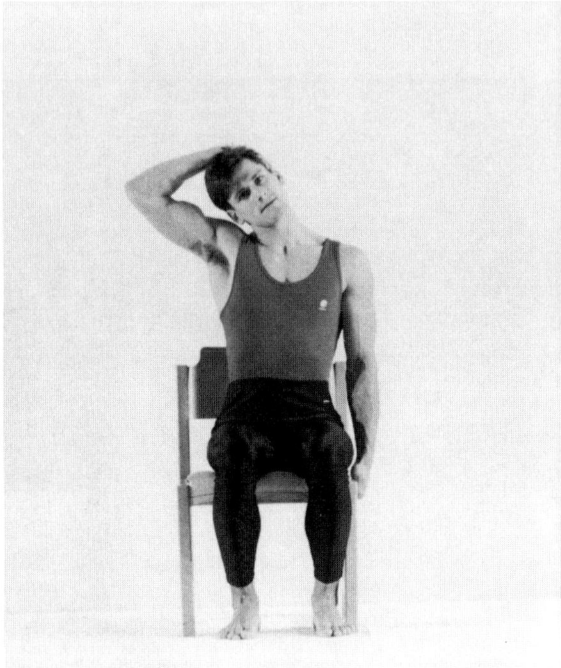

Abb. 200

Im Sitz auf einem Stuhl faßt eine Hand an die Sitzfläche, die andere greift über den Kopf zum gegenüberliegenden Ohr.

Abb. 201

Die Hand zieht den Kopf langsam in die Seitneige.

Dehnung der seitlichen Muskulatur der Halswirbelsäule

Die nächsten Dehnstellungen wirken auf die Muskulatur der Halswirbelsäule. Sie sind alle sehr langsam und ohne Kraftaufwand auszuführen. Dabei ist es ratsam, der Dehnstellung eine leichte Anspannung folgen zu lassen. Dies ist leicht möglich, indem der Kopf aus der Dehnposition gegen den Widerstand der haltenden Hand in die Ausgangsstellung zurückgeführt wird. Dieser Widerstand sollte zu einer leichten Anspannung der zuvor gedehnten Muskeln führen.

Übung

Im Sitz auf einem Stuhl greift eine Hand über Kopf zu dem gegenüberliegenden Ohr. Die andere Hand hält an der Sitzfläche fest. Der Kopf wird mit wenig Kraftaufwand in die Seitneige gezogen, bis eine leichte Dehnung der seitlichen Halsmuskulatur spürbar wird. Die weitere Dehnung erfolgt über das Seitneigen des Oberkörpers von der an der Sitzfläche haltenden Hand.
Die Stärke der Dehnung wird durch die Seitneige bestimmt und nicht durch den Zug am Kopf!

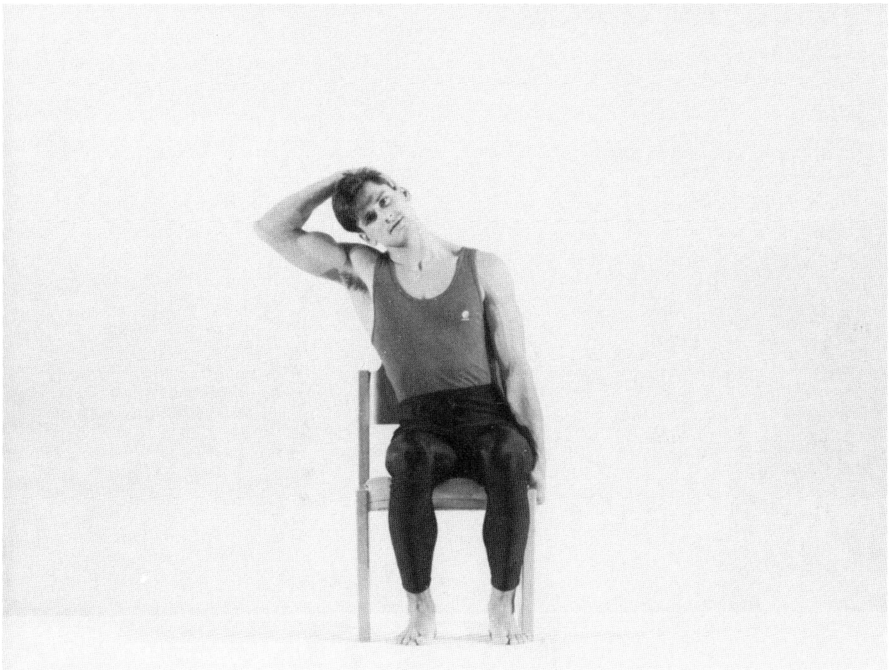

Abb. 202

Der Oberkörper wird von dem haltenden Arm am Stuhl weggeneigt.

Abb. 203

Variation der Übung: Die Hand greift hinter dem Oberkörper zur gegenüberliegenden Seite der Stuhllehne.

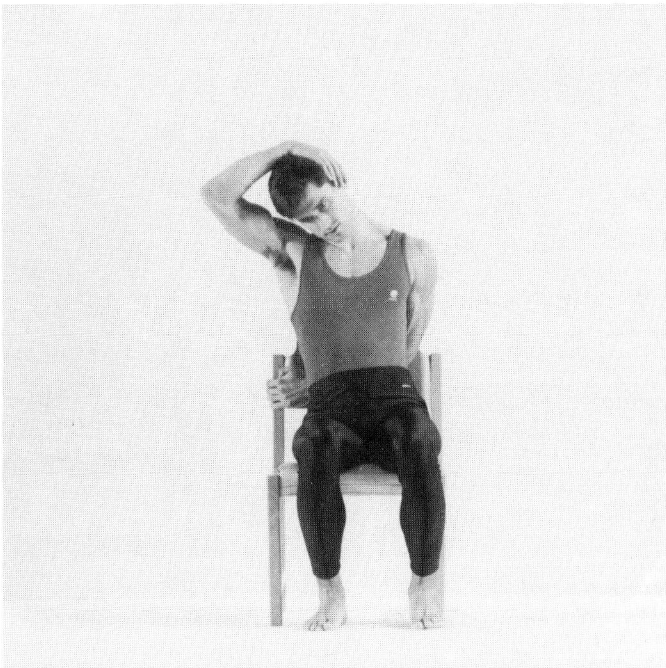

Variation

Die Übung kann variiert werden, indem die haltende Hand diagonal hinter dem Rücken zur Stuhllehne greift.

Dehnung der Nackenmuskulatur

Übung

Die Nackenmuskulatur wird ebenfalls aus dem Sitzen gedehnt. Die Hände sind ineinander verschränkt und befinden sich angelegt am Hinterkopf. Der Oberkörper wird aus der aufgerichteten Position gegen die Lehne gestützt, während die Halswirbelsäule Wirbel für Wirbel »eingerollt« wird.
Wenn die leichte Dehnung beginnt, kann diese durch einen leichten Zug der Hände am Kopf verstärkt werden.

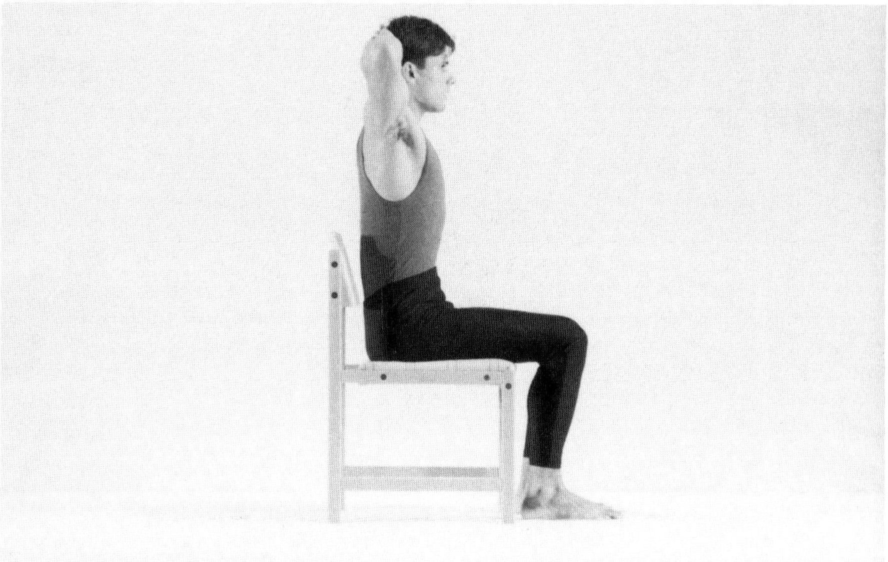

Abb. 204

Im aufrechten Sitz auf einem Stuhl greifen die ineinander verschränkten Hände an den Hinterkopf.

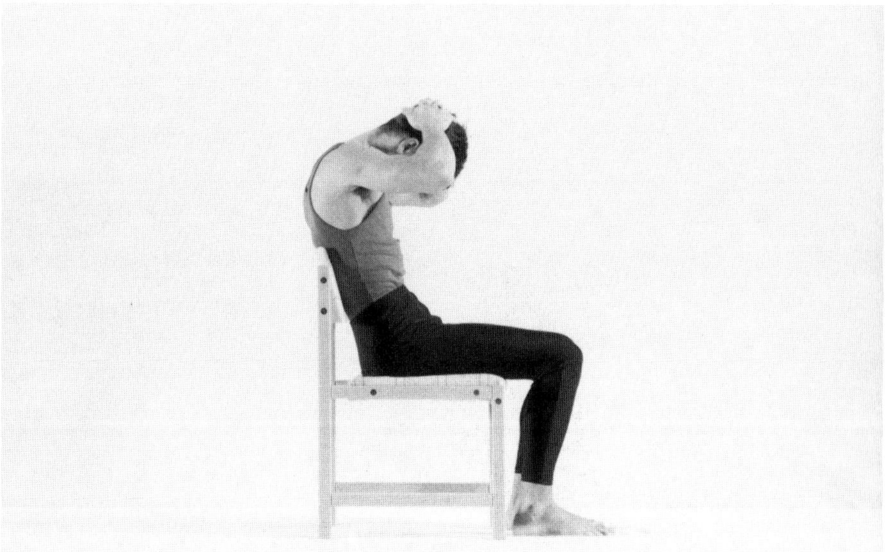

Abb. 205

Die Halswirbelsäule wird langsam »eingerollt«, die Hände ziehen leicht weiter in die Dehnstellung.

Variation
Die gleiche Übung kann auch aus dem Sitz auf dem Boden ausgeführt werden. Dabei sind die Kniegelenke soweit auseinandergestellt, daß die angelegten Ellenbogen dazwischen Platz finden. Die Dehnung beginnt, indem das Bekken aus der aufrechten Haltung nach hinten absinkt. Die Halswirbelsäule wird wie zuvor »eingerollt«, wobei die Brustwirbelsäule ebenfalls gerundet wird. Die Dehnung überträgt sich von der Nackenmuskulatur auch auf andere Anteile der Wirbelsäule.

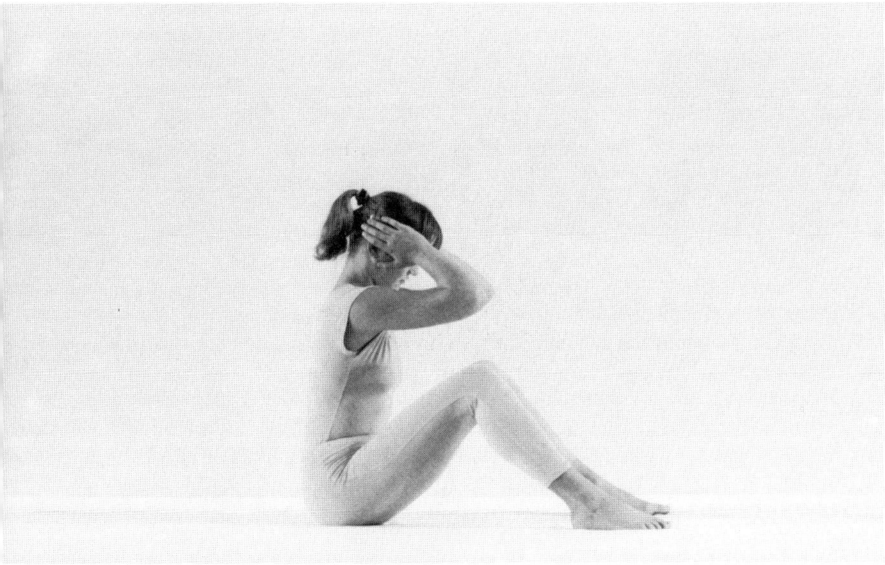

Abb. 206

Im aufrechten Sitz mit angestellten Beinen greifen die ineinander verschränkten Hände an den Hinterkopf.

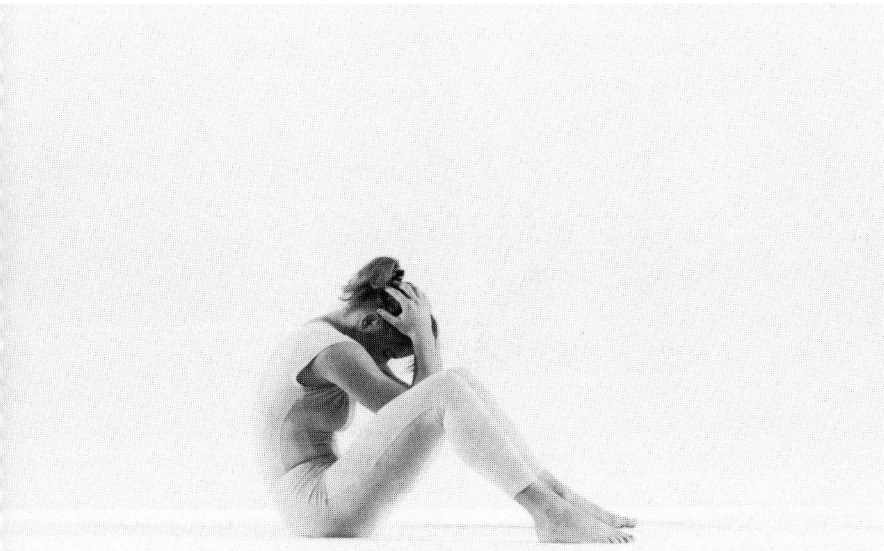

Abb. 207

Das Becken sinkt nach hinten ab, danach wird der Rücken gerundet und durch leichten Zug am Kopf die Dehnung verstärkt.

Übungszusammenstellung in Programmform

Mit den folgenden zehn Programmen sind die im Hauptteil beschriebenen Übungsformen unter bestimmten Themenvorgaben in einen sinnvollen Zusammenhang gebracht worden.
Die gewählte Kombination der Dehn- bzw. Kräftigungsübungen hat sich in der Praxis bestens bewährt. Aus diesem Grund wird empfohlen, zu Beginn den gemachten Angaben zu folgen und erst später, wenn der Umgang mit der Schongymnastik vertrauter ist, nach individuellen Bedürfnissen zu variieren.
Die Abbildungen in den einzelnen Programmen sollen dabei nur als Gedächtnisstütze dienen.
Wenn die jeweils angegebene Ausführungsform als zu schwer oder zu leicht empfunden wird, ist nach den beschriebenen Übungsprinzipien zu verfahren (vgl. S. 12).
Um das Auffinden der Übungen im Hauptteil zu erleichtern, sind jeweils bei der bildlichen Darstellung die zugehörigen Seitenzahlen angegeben.
Für die richtige Durchführung ist es wichtig, die Angaben über den Bildersäulen zu beachten.
Wird beispielsweise eine Dehnstellung vor und eine weitere nach der Kräftigungsübung angegeben, so ist diese Reihenfolge auch beizubehalten.
Wird eine Übung in unterschiedlichen Schwierigkeitsstufen angegeben, so ist jeweils die Ausführungsform aus einer Zeile zu wählen, die sicher beherrscht wird.
Sind Ausgangs-, Endposition und das mögliche Fehlerbild in einer Zeile, so soll dies nochmals an die korrekte Ausführungsform erinnern, da die Gymnastik sonst wirkungslos bleibt.

Bauchmuskelprogramm

Muskulatur Übungsinhalt	Übungsausführung		
	leicht	mittel	schwer
Bauchmuskulatur I	S. 19 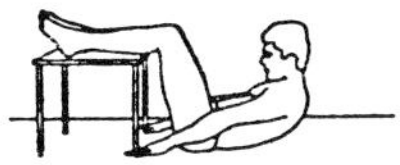	S. 19 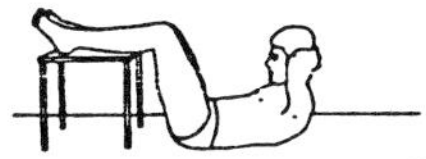	S. 24 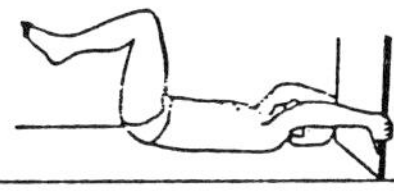
Dehnung Hüftbeugemuskulatur II		S. 74 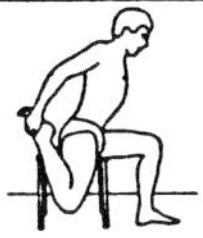	
Bauchmuskulatur II	S. 19 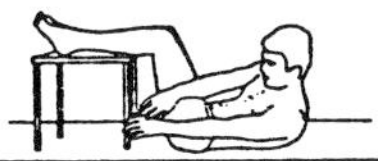	S.19 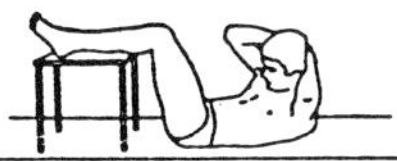	S. 24 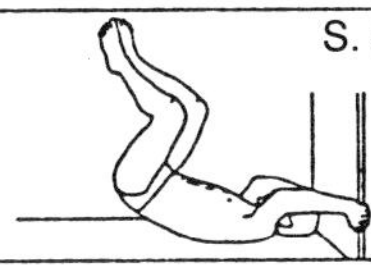
Dehnung Hüftbeugemuskulatur II		S. 75 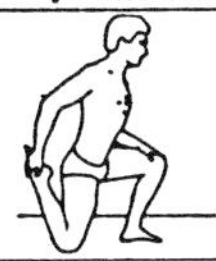	
Beckenstabilisation I	S. 46 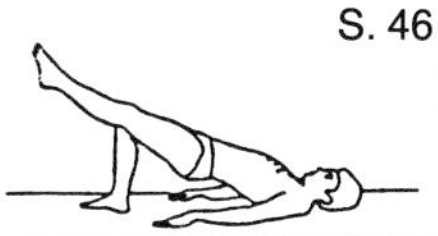	S. 55 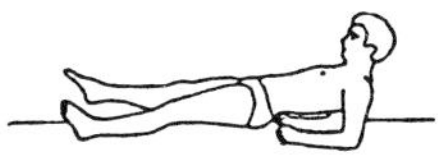	S. 55 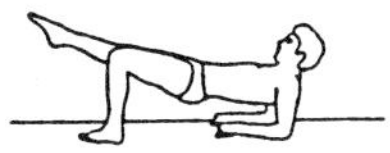
Dehnung Oberschenkelrückseite		S. 68 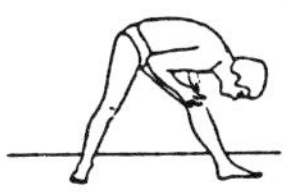	
Beckenstabilisation II	S. 43 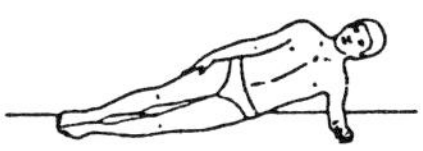	S. 44 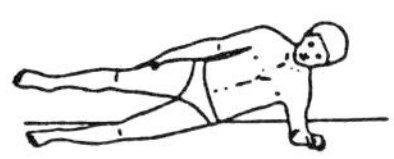	S. 45 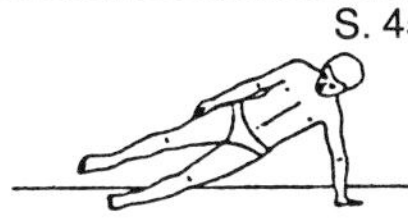
Mobilisation		S. 85 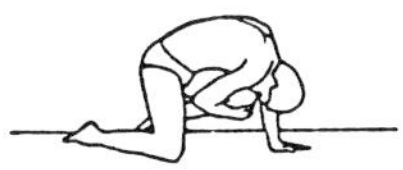	
Bauchmuskulatur III	S. 22 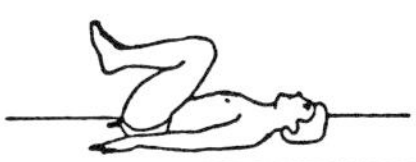	S. 22 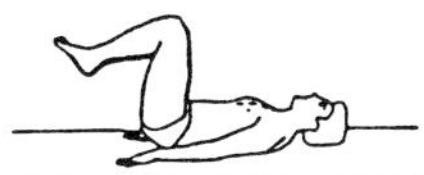	S. 22 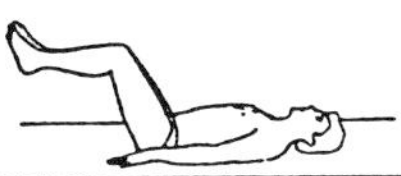
Dehnung Rückenmuskulatur		S. 82 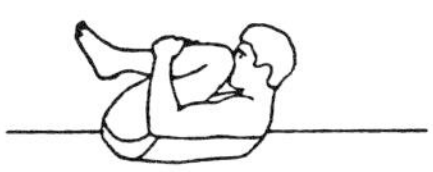	

Leichtes Programm für Einsteiger			
Beanspruchte Muskulatur (Kräftigung)	Dehnen vor der Übung	Kräftigungsübung	Dehnen nach der Übung
Bauchmuskulatur	S. 82 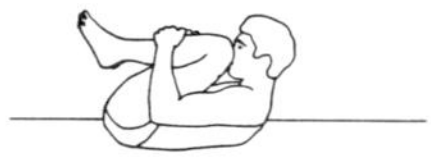	S. 17 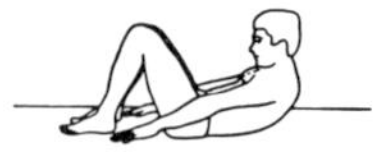	S. 83 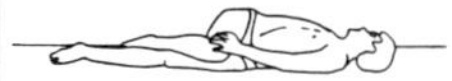
Beckenstabilisation	S. 73 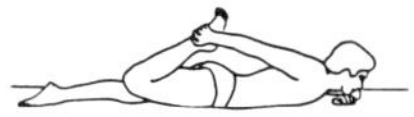	S. 46 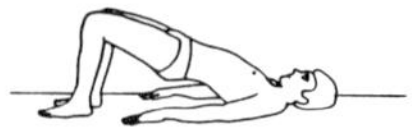	S. 73 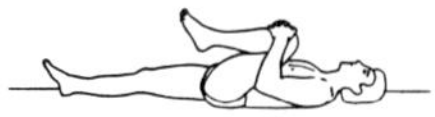
Becken-Schultergürtelstabilisation	S. 75 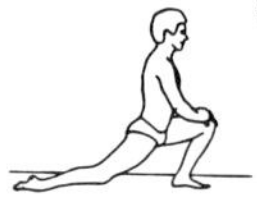	S. 53 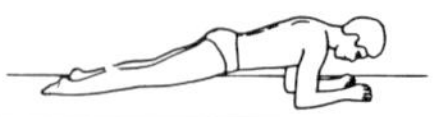	S. 81 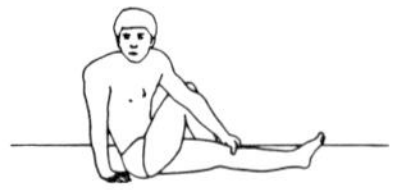
Bauchmuskulatur	S. 85 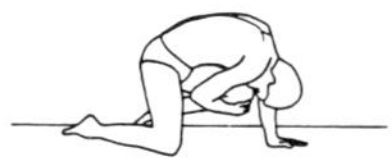	S. 18 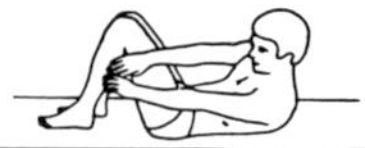	S. 73 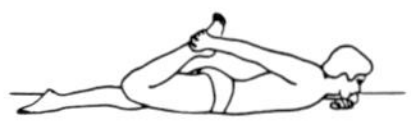
Schultergürtel-Hüftgelenkstabilisation	S. 79 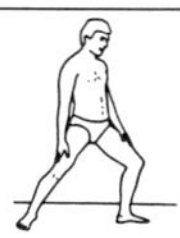	S. 55 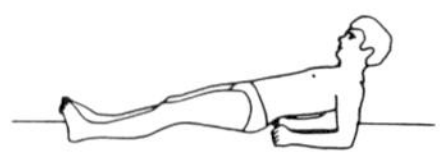	S. 86 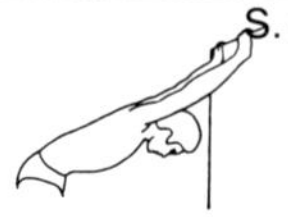
Rückenmuskulatur - Hüftgelenk - stabilisation	S. 73 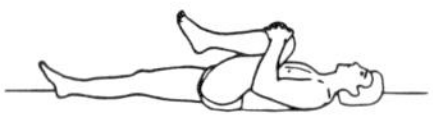	S. 85 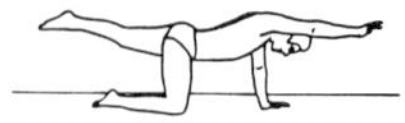	S. 70 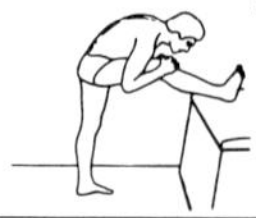
Schultergürtel-Beckenstabilisation	S. 78 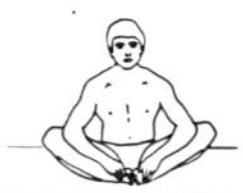	S. 43 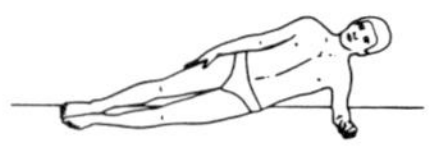	S. 83 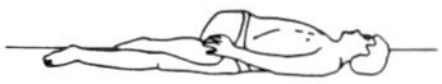
Rückenmuskulatur	S. 81 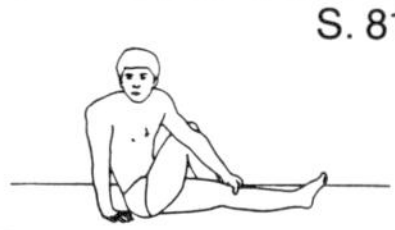	S. 36 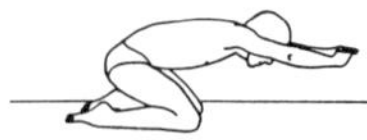	S. 82 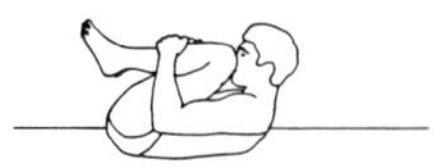
Beckenstabilisation - Beinmuskulatur	S. 75 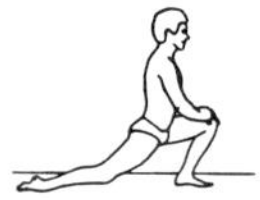	S. 47 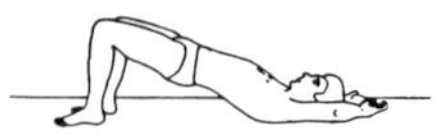	S. 72 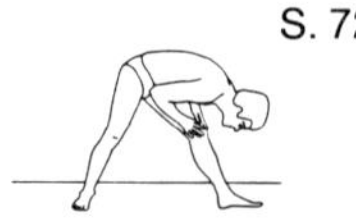
Rückenmuskulatur	S. 86 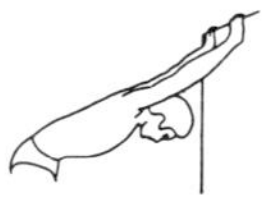	S. 30 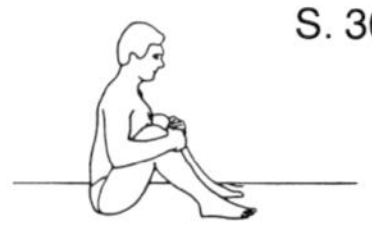	S. 31 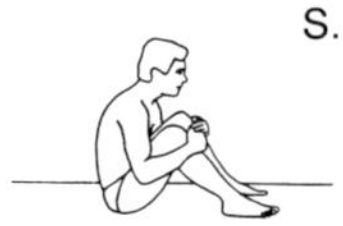

Ausgleichsprogramm bei einseitig belastenden Sportarten

Muskulatur Übungsinhalt	Übungsausführung		
	einfach	mittel	schwer
Gerade Bauch - muskulatur (Kraft)	S. 17 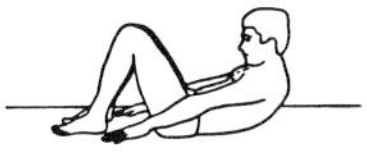	S. 18 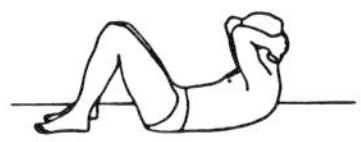	S. 22 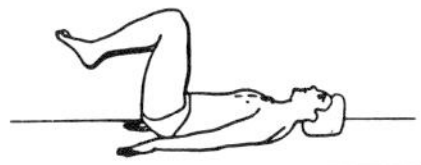
Rückenmuskulatur (Dehnung)		S. 82 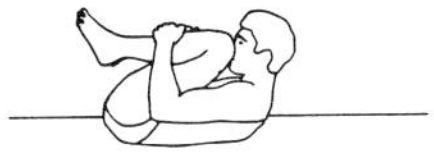	
Rückenmuskulatur (Kraft)	S. 31 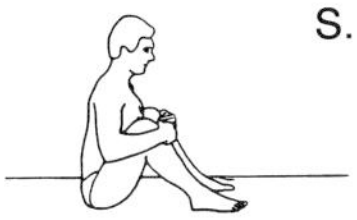	S. 85 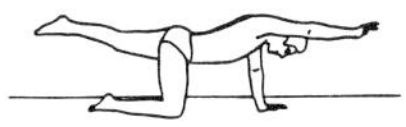	S. 36 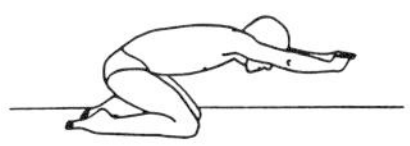
Hüftbeugemuskulatur (Dehnung)		S. 75 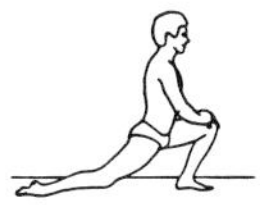	
Gesäßmuskulatur (Kraft)	S. 46 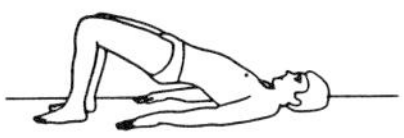	S. 48 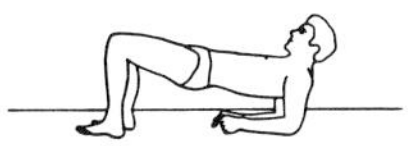	S. 62 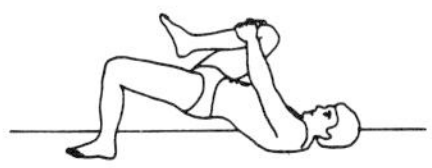
Mobilisation (allgemein)		S. 85 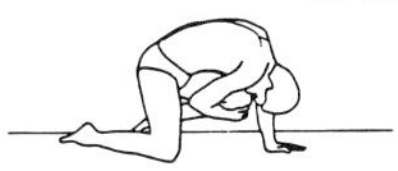	
Stabilisation (allgemein)	S. 53 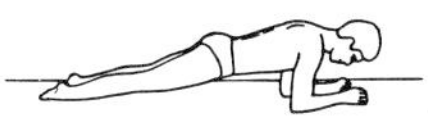	S. 54 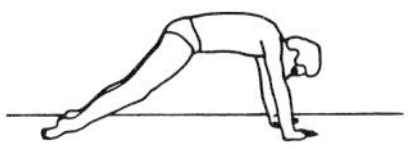	S. 53 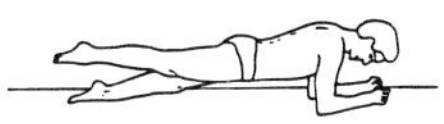
Schultergürtel muskulatur (Kraft)	S. 47 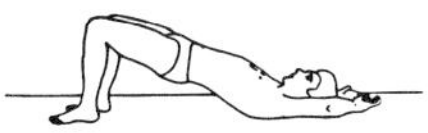	S. 56 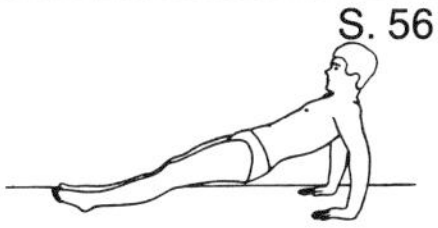	S. 57 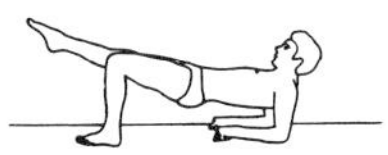
Nackenmuskulatur (Dehnung)		S. 88 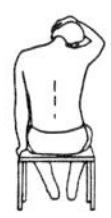	
Rumpfmuskulatur (Stabilisation)	S. 43 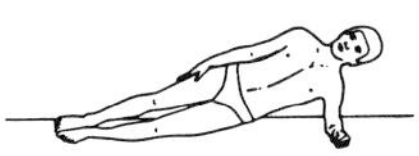	S. 44 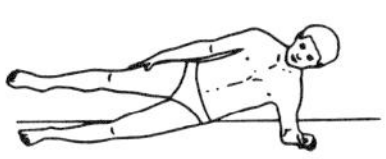	S. 45 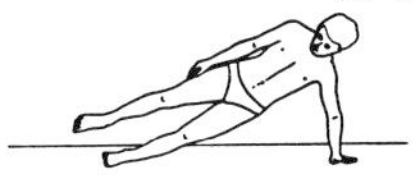

Ergänzungsprogramm zum Ausdauertraining an Hometrainern			
Muskulatur Übungsinhalt	Kräftigungsübung	Dehnübung	Fehler
Beckenstabilisation I	S. 55 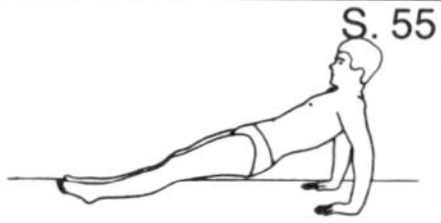	S. 72 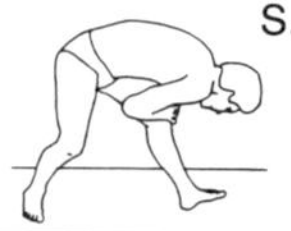	S. 71 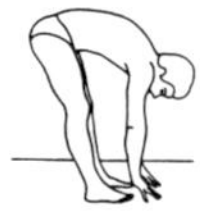
Schultergürtel I	S. 53 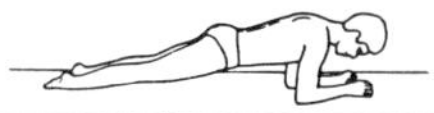	S. 74 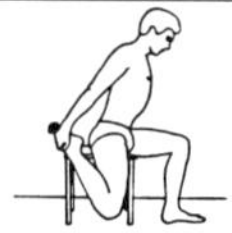	S. 74 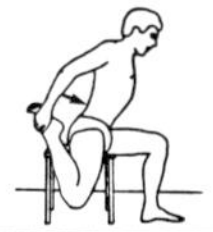
Rumpfstabilisation I	S. 85 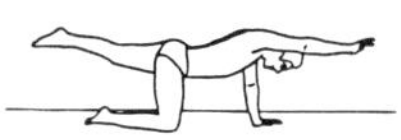	S. 85 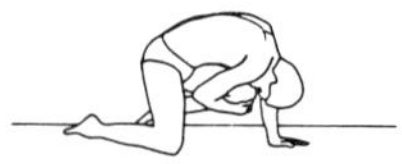	
Beckenstabilisation II	S. 46 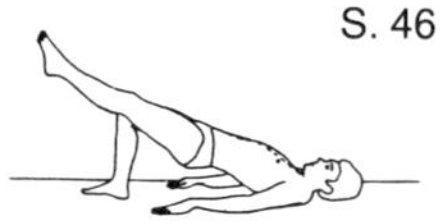	S. 73 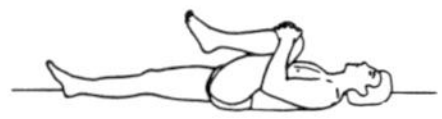	S. 14 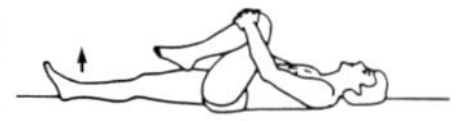
Schultergürtel II	S. 53 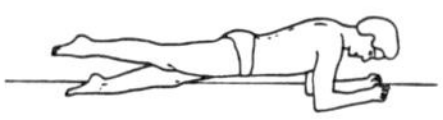	S. 73 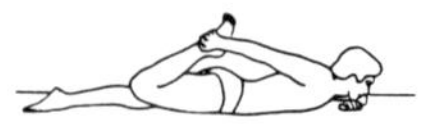	S. 73 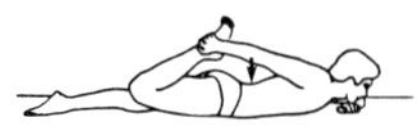
Rumpfstabilisation II	S. 30 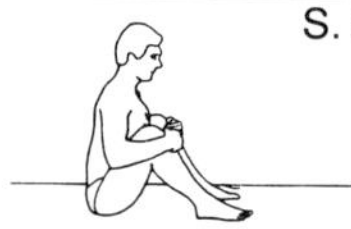	S. 31 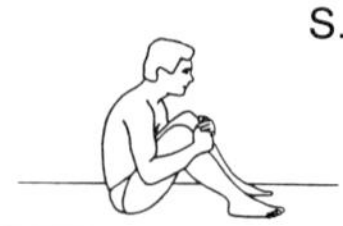	
Beckenstabilisation III	S. 47 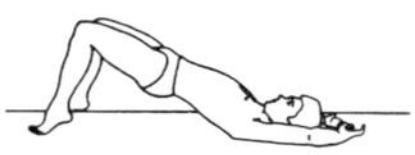	S. 70 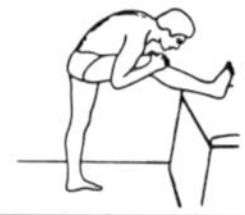	S. 71 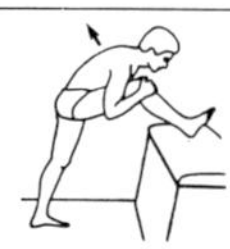
Schultergürtel III	S. 54 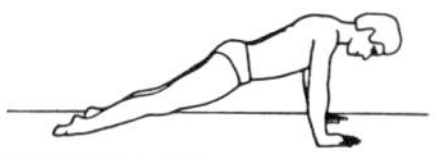	S. 76 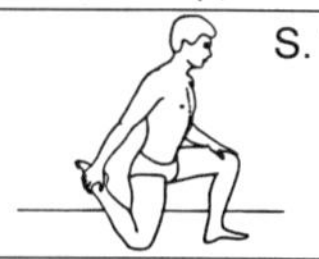	S. 77 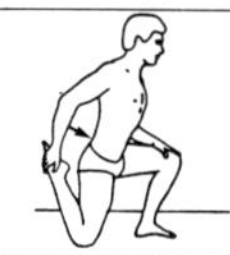
Rumpfstabilisation III	S. 36 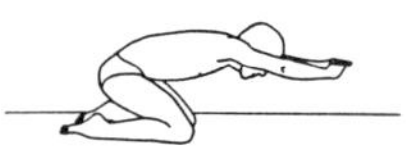	S. 83 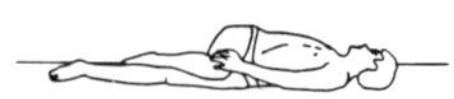	
Rumpfstabilisation IV	S. 62 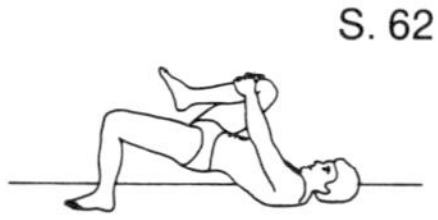	S. 86 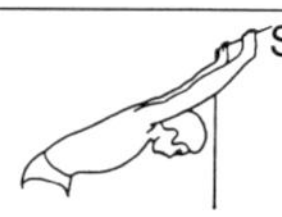	S. 87 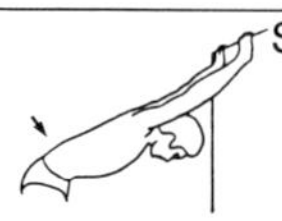

Ergänzungsprogramm zum Krafttraining an Hometrainern

Muskulatur Übungsinhalt	Ausgangsposition	Endposition	Fehler
Rückenmuskulatur I	S. 31 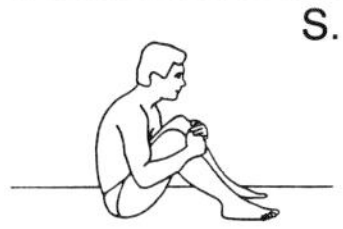	S. 31 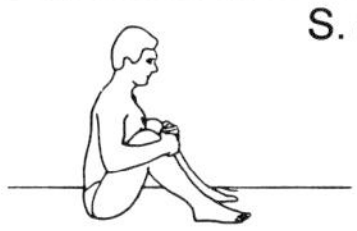	
Bauchmuskulatur	S. 19 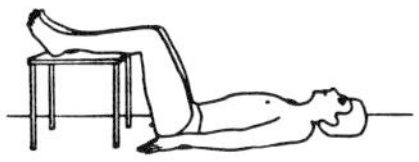	S. 19 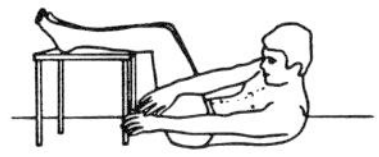	
Rückenmuskulatur II	S. 83 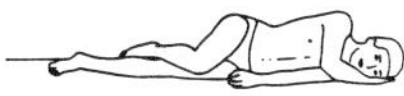	S. 83 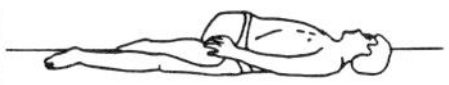	
Hüftbeugemuskulatur	S. 76 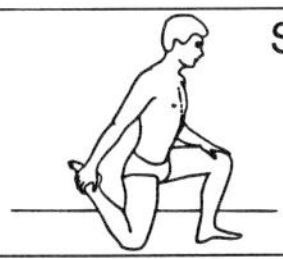	S. 76 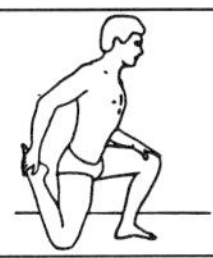	S. 77 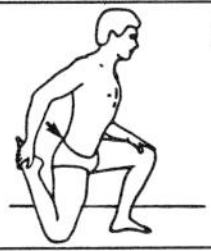
Oberschenkel-rückseite	S. 72 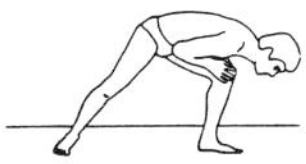	S. 72 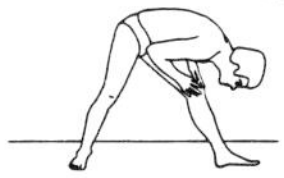	S. 71 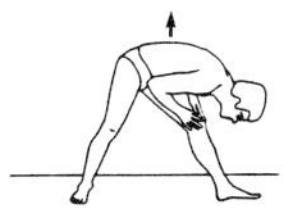
Mobilisation I	S. 85 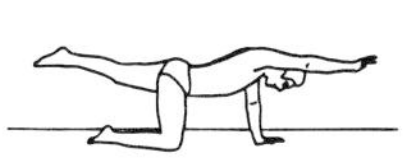	S. 85 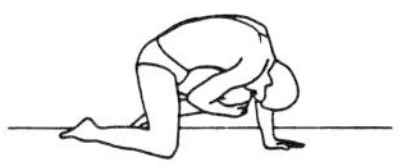	
Mobilisation II	S. 82 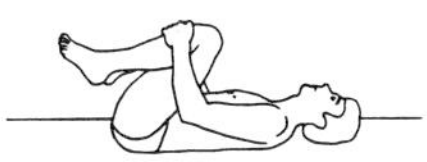	S. 82 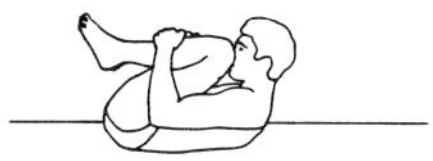	
Schulter-Nacken muskulatur I	S. 88 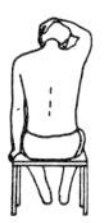	S. 88 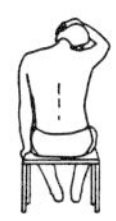	
Schulter-Nacken muskulatur II	S. 86 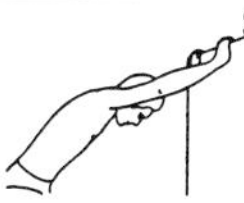	S. 86 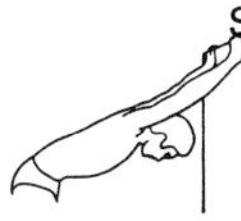	S. 87 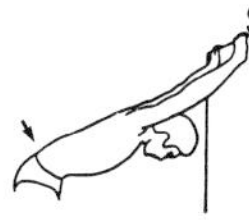
Stabilisation	S. 54 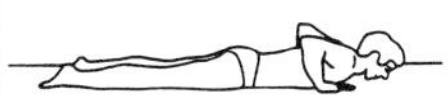	S. 54 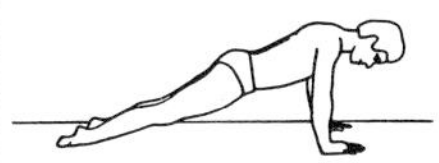	S. 54 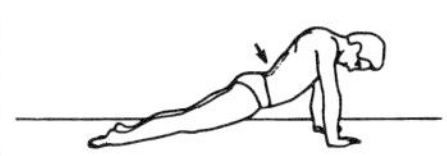

Allgemeines Programm Beweglichkeit

Muskulatur Übungsinhalt (Dehnung)	Anspannung vor der Dehnung	Dehnübung	Anspannung nach der Dehnung
Unterschenkel-rückseite	S. 47 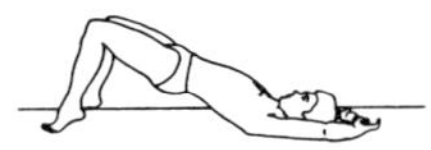	S. 66 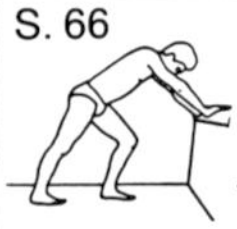 S. 67 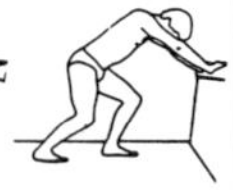	S. 53 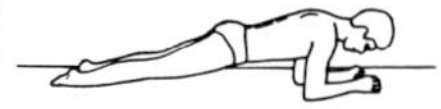
Oberschenkel-rückseite	S. 47 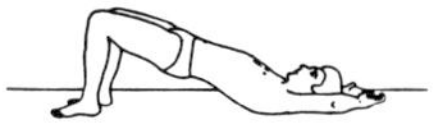	S. 70 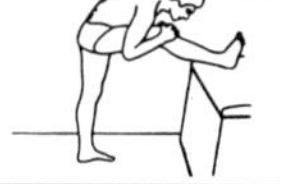	S. 54 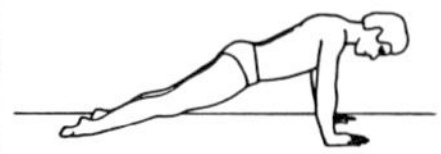
Oberschenkel-vorderseite	S. 53 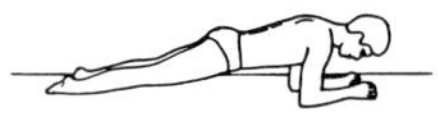	S. 73 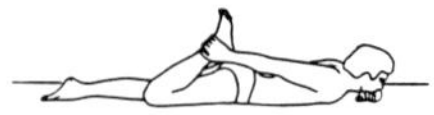	S. 46 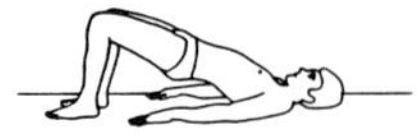
Oberschenkel-innenseite	S. 45 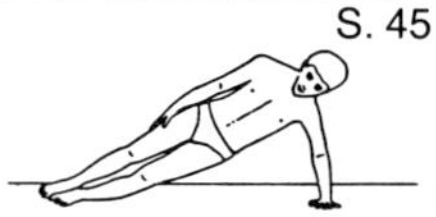	S. 79 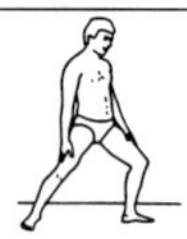	S. 44 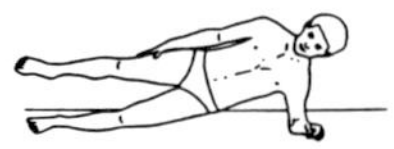
Hüftbeuger	S. 53 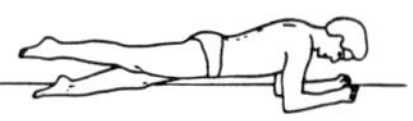	S. 75 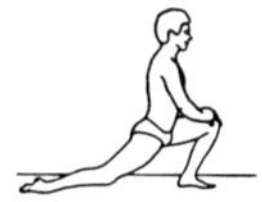	S. 62 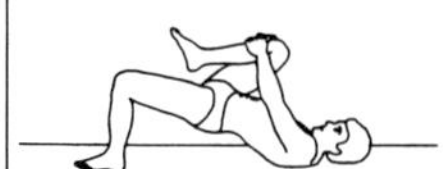
Rücken	S. 36 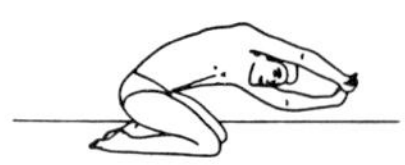	S. 83 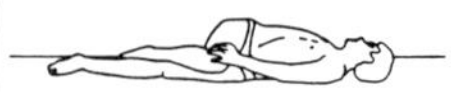	S. 17 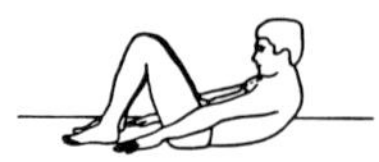
Schulter	S. 54 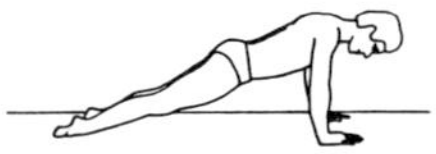	S. 86 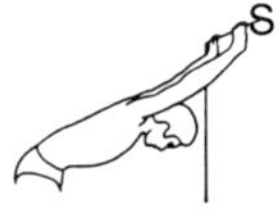	S. 17 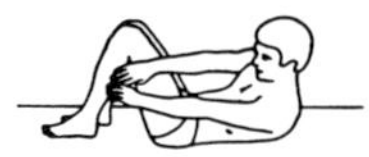
Hals-Nacken	S. 31 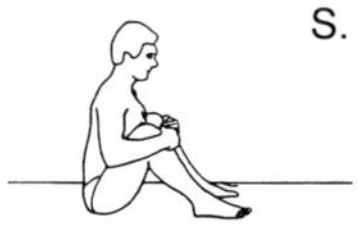	S. 88 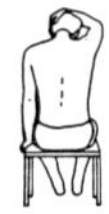	S. 47 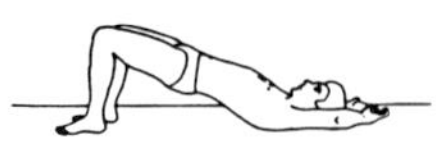
Schulter-Brust	S. 53 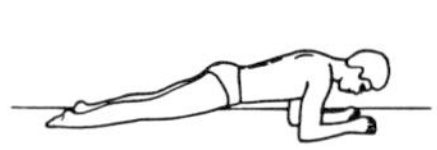	S. 86 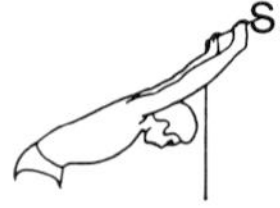	S. 22 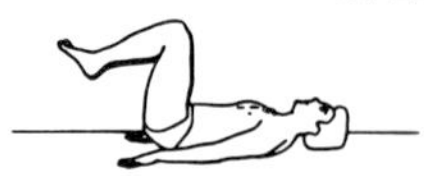
Rücken	S. 44 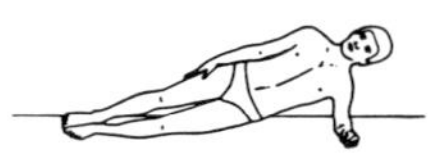	S. 82 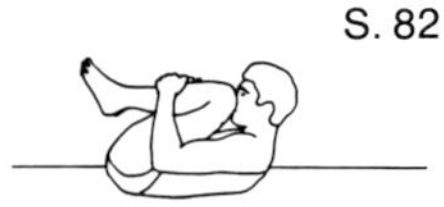	S. 36 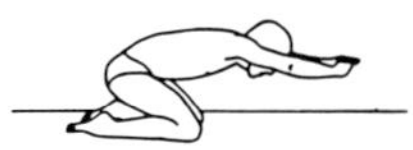

Wirbelsäulenprogramm

Muskulatur Übungsinhalt	Übungsausführung		Dehnung
	leicht	schwer	
Bauchmuskulatur	S. 19 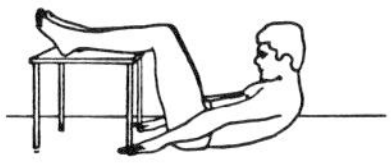	S. 19 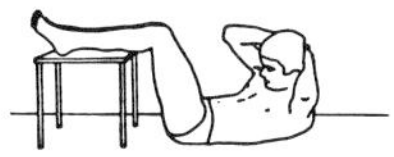	S. 74 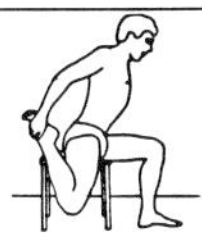
Gesäßmuskulatur	S. 47 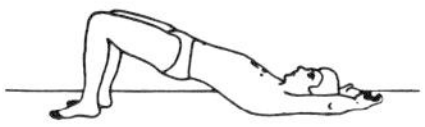	S. 57 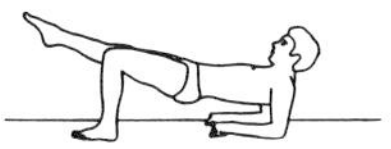	S. 73 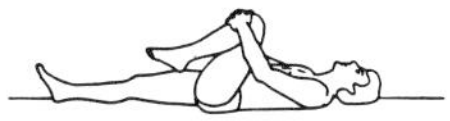
Rückenmuskulatur	S. 85 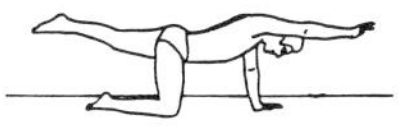	S. 36 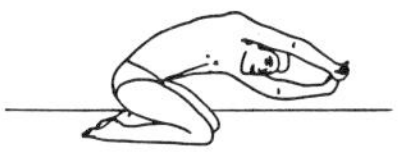	S. 81 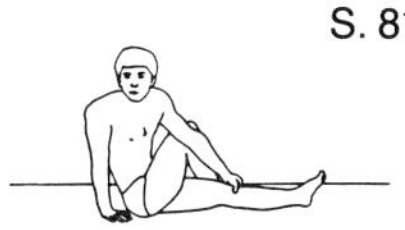
Becken-Schulter-gürtelstabilisation	S. 55 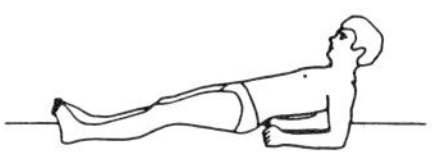	S. 57 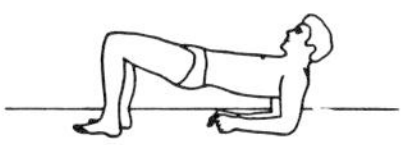	S. 72 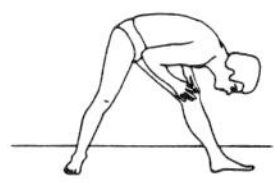
Bauchmuskulatur	S. 22 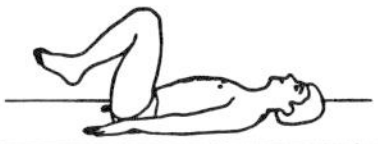	S. 24 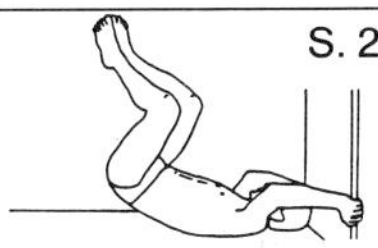	S. 73 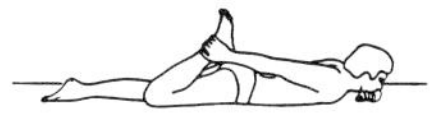
Gesäßmuskulatur	S. 44 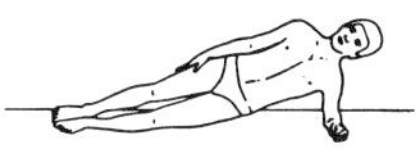	S. 45 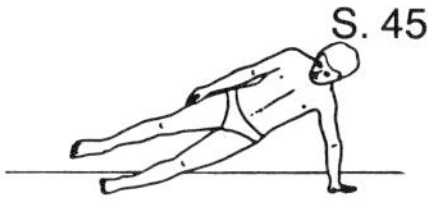	S. 81 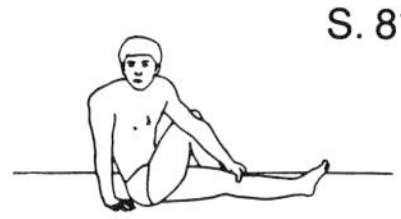
Rückenmuskulatur	S. 31 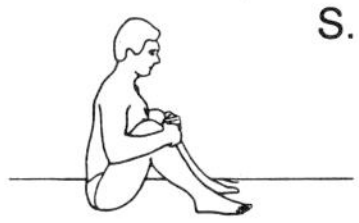	S. 36 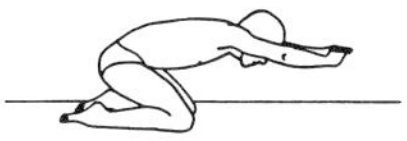	S. 82 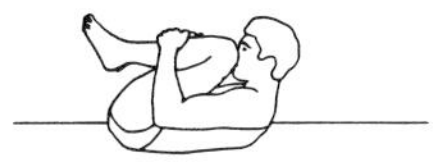
Schultergürtel-Beckenstabilisation	S. 54 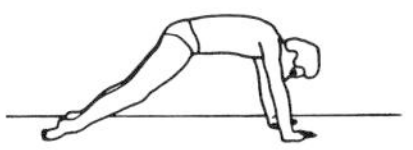	S. 53 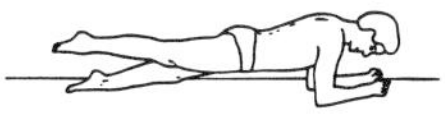	S. 75 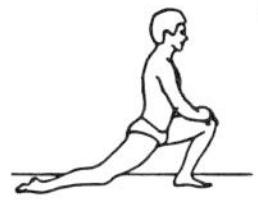
Mobilisation	S. 85 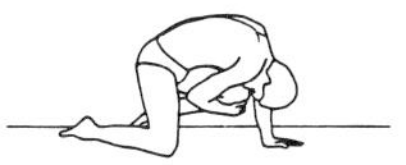	S. 85 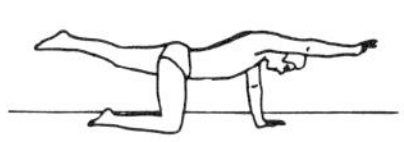	S. 84 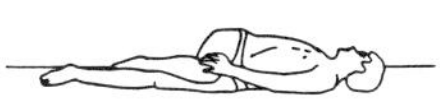
Stabilisation	S. 56 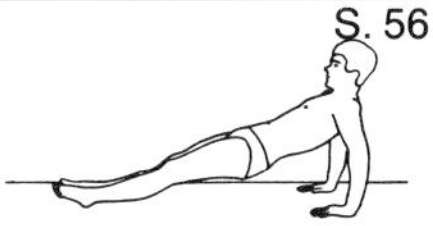	S. 56 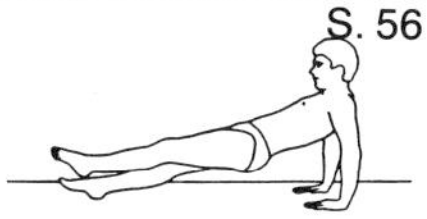	S. 66 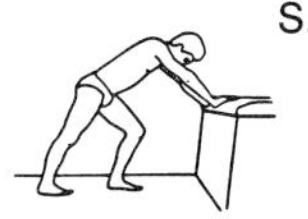

Allgemeines Programm Kräftigung

Muskulatur Übungsinhalt	Übungsausführung		
	einfach	mittel	schwer
Bauchmuskulatur	S. 19 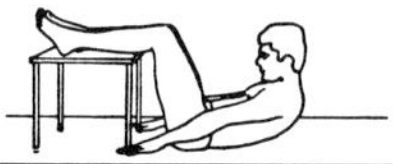	S. 19 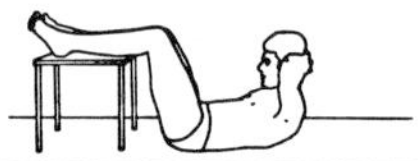	S. 24 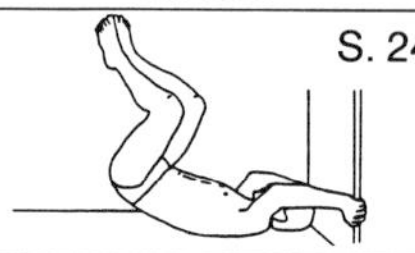
Rückenmuskulatur	S. 47 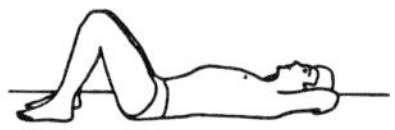	S. 85 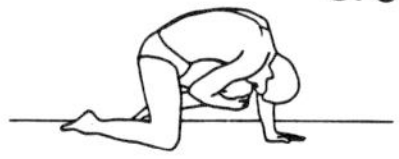	S. 36 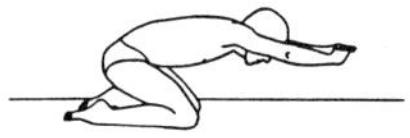
Schultergürtel - stabilisation	S. 47 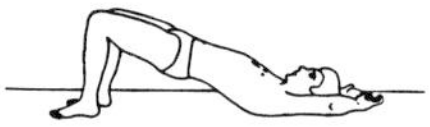	S. 55 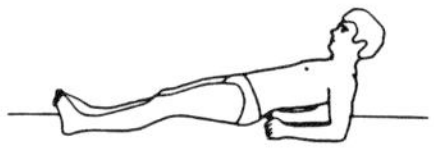	S. 57 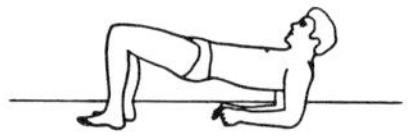
Gesäßmuskulatur	S. 47 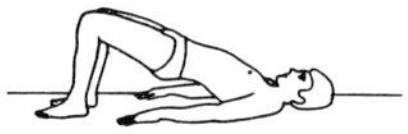	S. 47 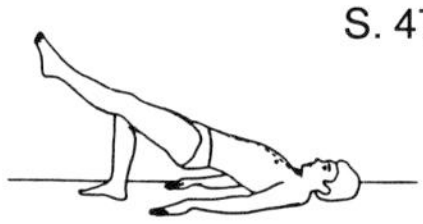	S. 62 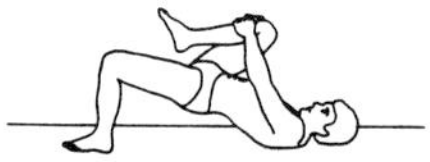
Beckenstabilisation	S. 43 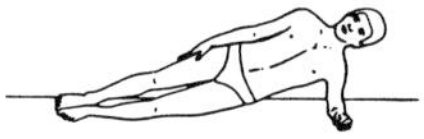	S. 44 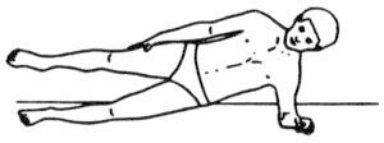	S. 45 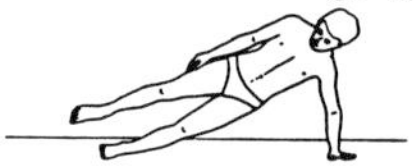
Bauchmuskulatur	S. 22 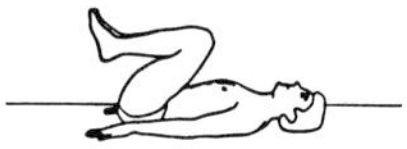	S. 22 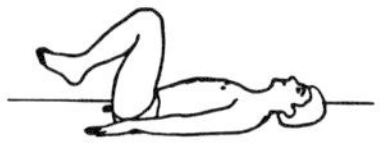	S. 22 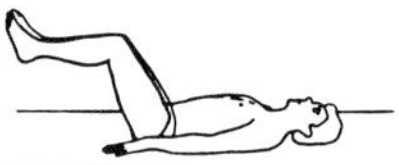
Rückenmuskulatur	S. 31 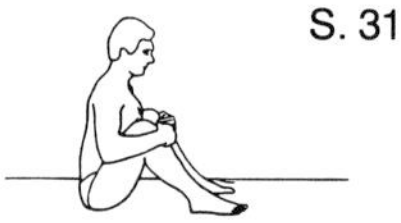	S. 85 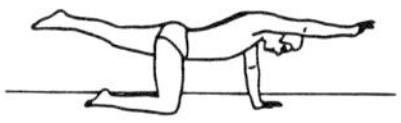	S. 36 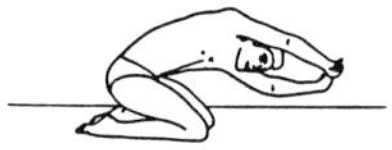
Schultergürtel-stabilisation	S. 53 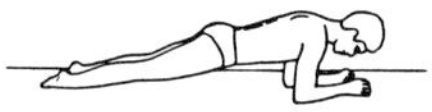	S. 53 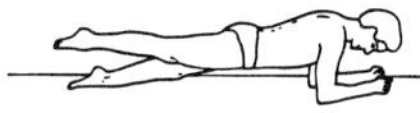	S. 54 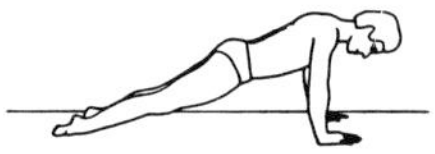
Gesäßmuskulatur	S. 55 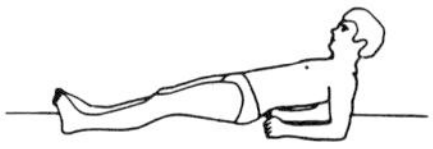	S. 55 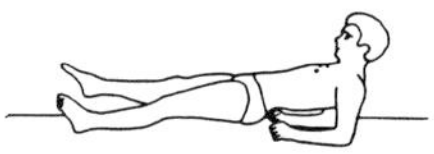	S. 57 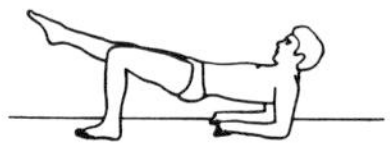
Beckenstabilisation	S. 56 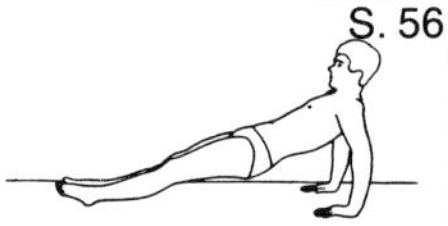	S. 56 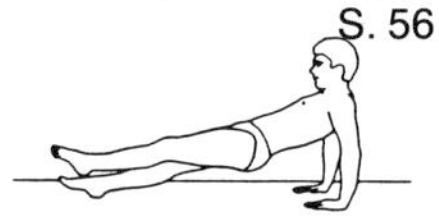	S. 47 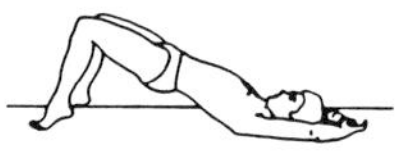

Programm gegen »Kreuzschmerz«

Muskulatur Übungsinhalt	Kräftigung (K)	Dehnung (D)	Fehler
K: Bauchmuskulatur D: Rückenmuskulatur	S. 19 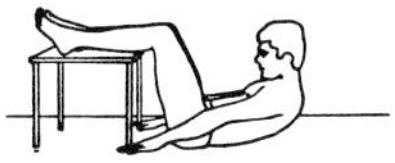	S. 82 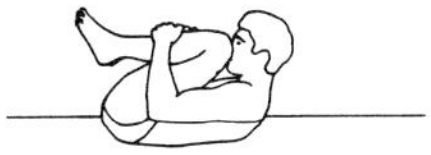	S. 8, 71
K: Gesäßmuskulatur D: Hüftbeuge-muskulatur	S. 47 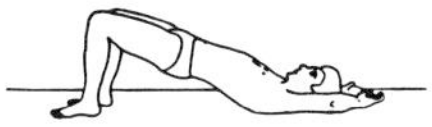	S. 73 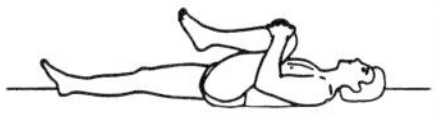	S. 73, 77
K: Gesäßmuskulatur D: Oberschenkel-außenseite	S. 43 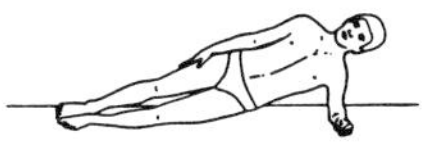	S. 81 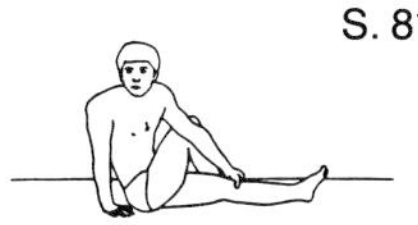	S. 41
Mobilisation	S. 85 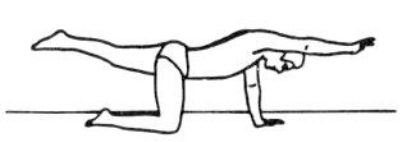	S. 85 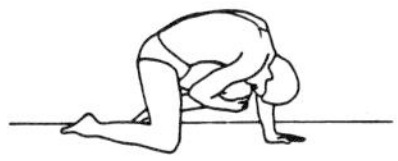	S. 33, 71
K: Rückenmuskulatur D: Hüftbeuge-muskulatur	S. 36 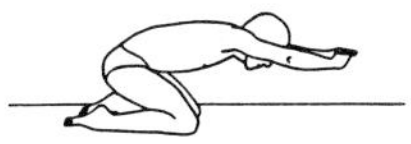	S. 73 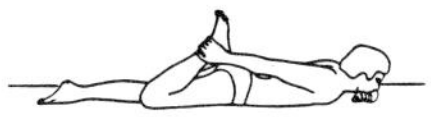	S. 33, 73
K: Bauchmuskulatur D: Rückenmuskulatur	S. 19 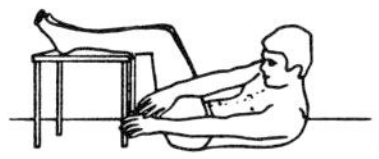	S. 83 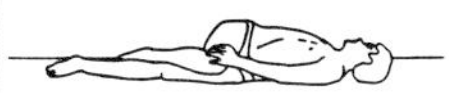	S. 8
K: Gesäßmuskulatur D: Oberschenkel-rückseite	S. 62 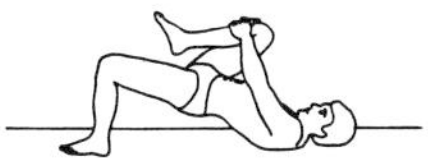	S. 70 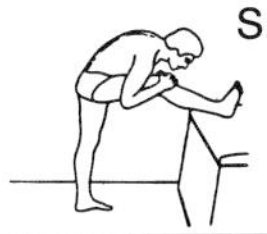	S. 71
Mobilisation	S. 85 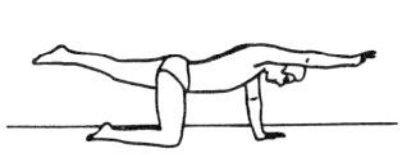	S. 85 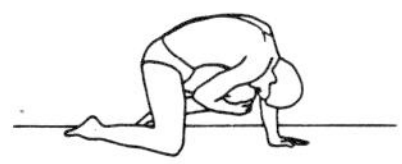	S. 33, 71
K: Rückenmuskulatur D: Hüftbeuge-muskulatur	S. 36 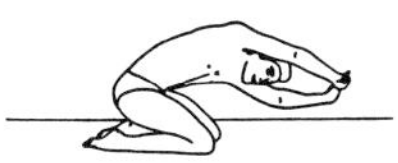	S. 74 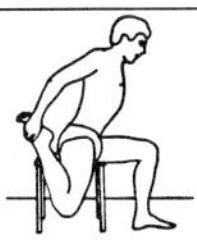	S. 73,74
Stabilisation	S. 54 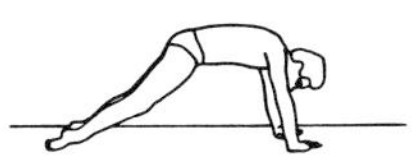	S. 75 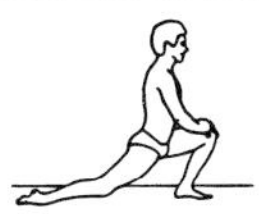	S. 54, 74

Ausgleichsprogramm für »Vielsitzer«

Muskulatur Übungsinhalt	Ausgangsposition	Endposition	Fehler
Unterschenkel-rückseite I	S. 66 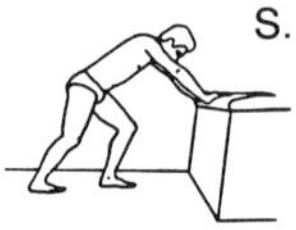	S. 66 S. 67 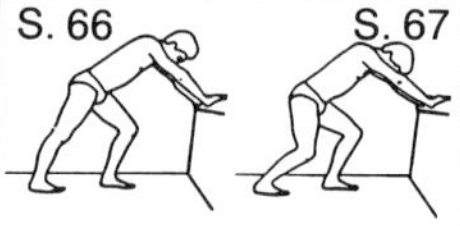	S. 71
Oberschenkel-rückseite II	S. 70 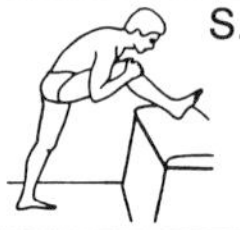	S. 71 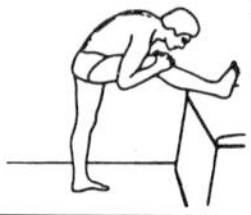	S. 71
Oberschenkel-vorderseite	S. 74 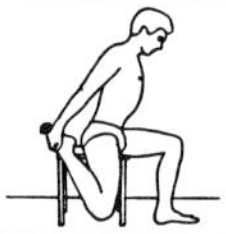	S. 74 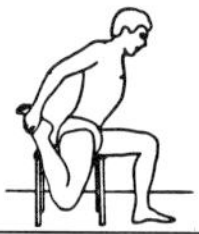	S. 74
Bauchmuskulatur	S. 19 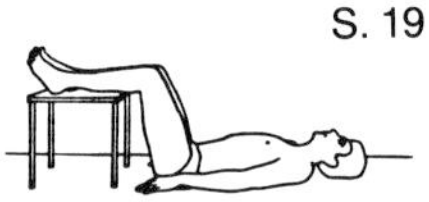	S. 19 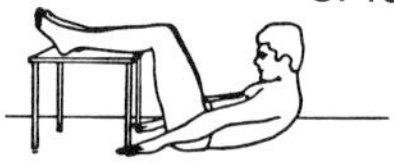	S. 8
Rückenmuskulatur	S. 81 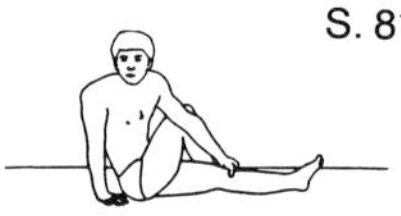	S. 81 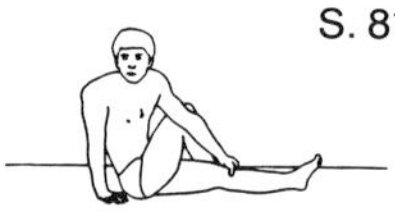	S. 71
Gesäßmuskulatur	S. 46 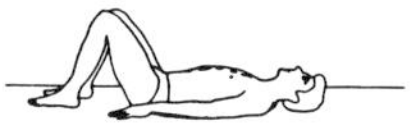	S. 46 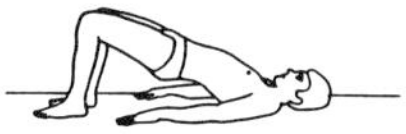	S. 33
Schulter-Nackenmuskulatur I	S. 88 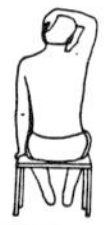	S. 88 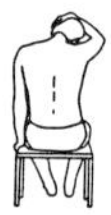	
Schulter-Brustmuskulatur	S. 86 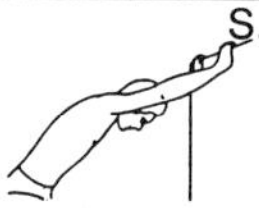	S. 86 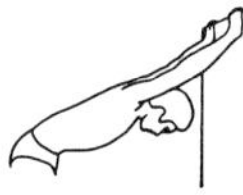	
Schulter-Nackenmuskulatur II	S. 88 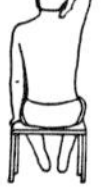	S. 89 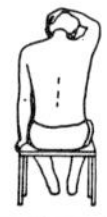	
Stabilisation	S. 31 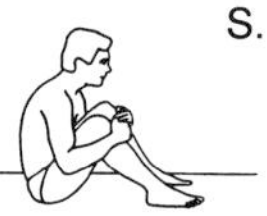	S. 31 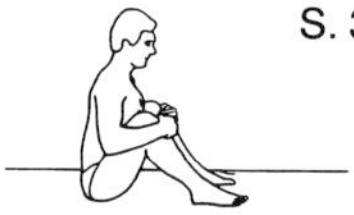	